KATHARINA WECK

Der Chemoritter am Küchentisch

KATHARINA WECK

DER CHEMORITTER AM KÜCHENTISCH

DAS JAHR, IN DEM UNSERE FAMILIE KREBS BEKAM

neukirchener

MIX
Papier aus verantwortungsvollen Quellen
FSC® C014138

Bibliografische Information der Deutschen Nationalbibliothek:
Die Deutsche Nationalbibliothek verzeichnet diese Publikation in der Deutschen Nationalbibliografie; detaillierte bibliografische Daten sind im Internet über http://dnb.d-nb.de abrufbar.

Umschlaggestaltung: Agentur 3Kreativ, Essen, unter Verwendung eines Bildes von © Shutterstock/Followtheflow
Lektorat: Anja Lerz, Duisburg
DTP: Breklumer Print-Service, www.breklumer-print-service.com
Verwendete Schrift: Scala, Scala Sans
Gesamtherstellung: Finidr, s.r.o.
Printed in Czech Republic
ISBN 978-3-7615-6662-6 Print
ISBN 978-3-7615-6663-3 E-Book

www.neukirchener-verlage.de

Für meine Eltern Klaudia & Wolfgang

Für meine Mama, weil sie mich gelehrt hat,
die Dinge so zu packen wie sie kommen und
das Lachen dabei nicht zu verlieren.

Für meinen Papa, weil er sich mit mir, damals
wie heute, zu nachtschlafender Zeit an den
Küchentisch setzt, um mir die Welt zu erklären.

Danke für eure bedingungslose Liebe.

Inhaltsverzeichnis

Winter Anfang 2017
Der Nachtschreck 13

Frühling 2017
Mutterinstinkt I 15
Vorahnung 16
Warten 18
Die Bestätigung 19
Fremdes Land 24
Kampfgeist 26
Gespenster 29
Mutterinstinkt II 31
Ausbrechen 32
Entlassung 34

Sommer 2017
Sorgenmuskelkater 35
Arbeitsabschied 35
Ausfall 37
Geduld 38
Hilferuf 39
Schritt für Schritt 44

Bis bald 45
Blut tut gut 50
Das Dorf 50
Thrombozytenalarm 52
Spreizschritt 55
Gegenwart 56
Krebspädagogik 57
Blitzzufriedenheit 58
Angst 59
Das Unvorhersehbare 64
Wut 65
Unfrieden 67
Gedankenkampf 70

Herbst 2017
Glauben 72
Durchhalten 73
Urlaubsmoment 75
Hausmannskost 75
Häuser anzünden 78
Gebrochen 82

Winter 2017
Verbündete 85
Haare 87
Das fruchtbare Prinzip des Leids 88
Wunden 91
Schneedecke 92
Flurbegegnung 94

Winter Anfang 2018

Heiliger Optimismus 97
Hoffnung 100
Katheterparty 102
Sintflut 106
Gemeinschaftssinn 112
Wärme 115
Party 117
Wurzeln 120
Eingefangen 123

Frühling 2018

Nächstenliebe 125
Lebenskonzept 127
Kraftlos 134
Rezidivangst 136
Entwicklungsverzögert 141

Sommer 2018

Hand in Hand 143
Schaumbälle 144
Selbstfürsorge 147
Fehlende Gefühlsbeständigkeit 148
Eingeschult 149

Herbst 2018

Lichtblicke 152
Kack-Mama 154
Tapferer Junge 156
Krebsmedaille 156

Winter 2018
Verarbeitungsadoleszenz 159
Wunder 160

Winter Anfang 2019
Jahreswechsel 166
Das Schöne im Hässlichen 167
Privilegiert 174

Frühling 2019 178
Mut 178
Freiheit 184
Danksagung 189

Anmerkungen und verwendete Literatur 191

Ein Krebs, der mich fast um den Verstand gebracht und paradoxerweise ruhig gemacht hat. Versöhnt mit all dem Schrecklichen der Welt, das plötzlich an unserem Tisch saß und wie selbstverständlich von unseren Speisen aß.

Denn egal, wie laut ich schrie und trampelte, es blieb.

So nahm ich all meinen Mut zusammen und sah dem Schrecklichen ins Gesicht, schaute ihm lang und tief in die Augen und wurde still, wollte verstehen, was es bei uns, in unserem Heim, in dem Körper unseres Sohnes will.

Und da sah ich es, all das Leid, ein Leid, das ich zuvor nicht gekannt habe. Ich erschrak, wollte zurückweichen, irritiert, angsterfüllt, doch ich hielt inne, da war noch etwas. Ich sah mich, wie ich mich ärgerte, über Wäscheberge, über die Kita, über das Wetter, über das Chaos im Haus, über eine Magen-Darm-Grippe im Urlaub, sah, wie ich mehr wollte, meinen Master abschließen, forschen, einen guten Job machen, ich sah mich überfordert, sah meine Unruhe und meine Unzufriedenheit.

Ich lehnte mich zurück und merkte, dass ich das alles gerade nicht spürte, dass ich frei war, frei von Alltagssorgen.

Ich verstand: Das war also das Schöne im Hässlichen, ich schaute mich um, sah die Sonne, hörte Vögel, nahm das Gras unter meinen Füßen wahr, ich roch das Moos, schmeckte den Tee auf meiner Zunge, merkte, wie er warm meine Kehle hinunterfloss, ich hörte die Jungs vor Freude kreischen, fühlte die warme Hand meines Mannes auf meiner Schulter, ich sah das Schöne, hier und jetzt und merkte, dass sich ein intensiver Moment der Zufriedenheit ausbreitete. Ich drehte mich um und sagte dem Schrecklichen, dass es bleiben darf, dass es anscheinend dazu gehört, aber nicht für immer!

Winter Anfang 2017

Der Nachtschreck

Ich reiße meine Augen auf, es ist mitten in der Nacht, mein Körper ist müde und schwer, da höre ich es wieder: Jemand schreit im Nebenzimmer. Ich brauche einige Sekunden, um klar zu werden, dann stürze ich in das Zimmer von Phileas, unserem fünfjährigen Sohn. Er sitzt aufrecht im Bett und schlägt um sich, er schreit, scheint gar nicht richtig da zu sein.

Ich versuche, beruhigend auf ihn einzureden und ihn in den Arm zu nehmen, vergebens, er schreit weiter, völlig außer sich, mit verschwitzten Haaren und geballten Fäusten schlägt er um sich. Verzweiflung breitet sich in mir aus, was ist nur mit ihm los? Warum kann ich ihn nicht beruhigen, ihn nicht halten?

Seit drei Wochen geht das schon so, immer wieder wird er nachts schreiend wach, flucht, schlägt blind um sich. Ich bleibe auf der Bettkante sitzen, er wird ruhiger, hält sich sein Knie, fängt an zu wimmern, sinkt dann erschöpft in sein Kissen, um im nächsten Moment einzuschlafen.

Ich versuche, ruhig zu atmen. Liegt es daran, dass ich seit Januar wieder arbeite? Ist das seine Art zu sagen: „Mama bleib zu Hause, ich mag nicht, wenn ich aufwache und du schon aus dem Haus bist!"? Oder ist es der „Nachtschreck", „Pavor nocturnus", von dem ich gelesen habe? Ein Phänomen, das auftritt, weil das kindliche Gehirn den Übergang vom Tief- in den

Traumschlaf noch nicht gelernt hat; während der Körper des Kindes wach ist, schläft das Bewusstsein noch. Ja, wahrscheinlich ist es das und der Nachtschreck kommt bei unserem Sohn einfach besonders oft!

Ich gehe wieder rüber in mein Bett, es ist noch warm, mein Wecker ist auf 5.30 Uhr gestellt, ich sollte schlafen, kann es aber nicht. Mein Bauch meldet sich, er flüstert, hier stimmt etwas nicht.

Morgen habe ich ein wichtiges Hilfeplangespräch, die betroffene Pflegefamilie braucht eine wache Sozialpädagogin, ich muss schlafen, wälze mich hin und her, versuche mein Bauchgefühl zum Schweigen zu bringen. Mir geht ein Lied von Sefora Nelson durch den Kopf: „Lege deine Ängste nieder, die Gedanken in der Nacht, Frieden gebe ich dir wieder, Frieden hab´ ich dir gebracht."[1] Dann endlich schlafe ich ein.

Frühling 2017

Mutterinstinkt I

Heute war ein Tag, an dem ich mich fragte, was ich als Mutter falsch mache. Philli ist außer Rand und Band. Seit drei Tagen ist er zu Hause, weil er immer wieder Fieber hat. Nachmittags flogen Bauklötze durch die Luft und Dinge die Treppe runter, unser Sohn hat geschrien und Sätze durchs Haus gebrüllt, die mit Fäkalsprache anfingen und endeten. Zudem hat er das Waschbecken überflutet, seinen Bruder geärgert, das Nachbarskind verängstigt und zu guter Letzt vom Balkon gepinkelt.

Ich versuche, ihn zu verstehen, wirklich, warum er so wütend ist, so aggressiv, so rastlos. Ich nehme mir Zeit, wäge ab, wann es etwas zu meckern gibt und wann nicht; ich versuche, authentisch in meinem Verhalten und dennoch kindgerecht zu sein. Nicht tadelnd, nicht bestrafend, aber Grenzen setzend. Ich fand Mama zu sein noch nie einfach, aber heute zweifle ich wirklich an meinen Fähigkeiten. Was ist passiert? Was sehe ich nicht? Wir hatten schon andere Auseinandersetzungen, doch bis jetzt konnte ich ihn an einem bestimmten Punkt immer in den Arm nehmen und ihm einen sicheren Raum schaffen. Diesmal ist es anders, ich bin ratlos.

Vorahnung

Wir sitzen beim Kinderarzt. Phillis Nachtschreck kommt nun jede Nacht, zudem hat er weiter immer wieder Fieber und eine Art Nackenstarre, die wir uns nicht erklären können.

Ich gucke mich um, sehe die anderen Kinder, merke, wie ungern ich in Wartezimmern sitze. Immer angespannt, zu viel stille Interaktion, zu viele weinende Kinder und dann noch die Herausforderung, die eigenen in Schach zu halten.

Wir werden aufgerufen. Ich nehme den fast zweijährigen Mio auf den Arm, Philli an die Hand. Dr. Hahn empfängt uns mit einem warmen Lächeln. Ich mag ihn, sogar sehr.

Als Mio geboren wurde und die U2 anstand, ist er zu uns nach Hause gekommen. Ich konnte unser Glück kaum fassen. Erst vier Wochen zuvor waren wir von Kreuzberg nach Brandenburg in unser Haus gezogen. Mit Philli waren wir damals in einer sehr netten, aber überaus wuseligen Praxis mitten in Neukölln am Hermannplatz, in der die Ärztin fälschlicherweise immer „Filiz“ zu ihm gesagt hat. Ich weiß noch genau, wie ich diesen frisch geborenen, zarten Jungen schon einmal ausziehen sollte, damit er gewogen werden konnte. Alles in mir hat sich gesträubt, aber ich kannte mich so gar nicht aus und habe notgedrungen den brüllenden Philli in meine Jacke gehüllt, um ihn warm zu halten, bis die Ärztin kam. Mir war damals in meinem Wochenbettzustand alles zu viel, zu schnell, zu hektisch.

Bei Mio war das ganz anders. An einem lauen Sommerabend kam Dr. Hahn auf seinem Fahrrad angeradelt, mit roten Wangen und einer Ledertasche quer über seiner Brust. Auf leisen Sohlen betrat er unser Wohnzimmer, setzte sich auf unser Sofa und erklärte dem schlafenden Mio mit ruhiger Stimme, wer er war und was er vorhatte. Mio hat die komplette Untersuchung verschlafen und ich war, bis zur Nasenspitze gefüllt mit Hormonen, überglücklich, an so einen achtsamen und feinfühligen Arzt geraten zu sein.

Genau diesem Arzt schildere ich Phillis Symptome, erläutere meine Sorge. Er nimmt sich Zeit, untersucht ihn gründlich, hat zunächst den Verdacht einer Hirnhautentzündung. Ich klammere mich an den auf meinem Schoß sitzenden Mio, mir wird schlecht, ich versuche, ruhig zu atmen, versuche mit ruhiger Stimme, das Buch in meiner Hand weiter vorzulesen. Die drei Minuten, die Dr. Hahn sich mit seiner Kollegin draußen auf dem Flur berät, fühlen sich an wie ein halbes Leben.

Der Verdacht bestätigt sich nicht, was bleibt ist ein dumpfes Bauchgefühl.

Vier Tage später stehen wir wieder im Behandlungszimmer von Dr. Hahn. Philli hat inzwischen täglich Fieber, ist auffällig schlapp und blass, in den Nächten klagt er über starke Schmerzen in den Beinen und in den Ellbogen.

Dr. Hahn schaut ihn sich noch einmal an und bemerkt, dass der Magen-Darm-Trakt auffällig sei. Er erklärt mir, dass Kinder einen Magen-Darm-Virus auch ohne die typischen Symptome wie Erbrechen und Durchfall haben können. Wir sollen wieder nach Hause gehen und Philli weiterhin beobachten.

Er steht schon in der Tür, als ich ihm eröffne, dass mein Gefühl mir sagt, dass hier etwas nicht stimmt. Dr. Hahn hält inne, guckt mich an, mir schießen Tränen in die Augen, mein Blick fleht ihn an, uns zu helfen. Er schließt die Tür und sagt, dass man den Instinkt einer Mutter nie ignorieren dürfe. Philli wird Blut abgenommen und wir sollen uns in zwei Tagen wieder melden.

Abends im Bett kommen mir die Tränen, die ich den ganzen Tag hinuntergeschluckt habe. Stille ummantelt mich, ich danke Gott, dass er uns in der Hand hält und flehe ihn flüsternd an, dass es nichts Schlimmes ist, dass es bitte nichts Schlimmes ist.

Warten

Von unten höre ich Stimmen, es wird gelacht, Besteck klirrt, Kinder rennen hin und her. Ich zittere. Ich setze mich auf meine freie Hand, um das Zittern besser in den Griff zu bekommen. In der anderen Hand halte ich mein Telefon, mein Vater ist dran, er spricht in einem sanften Ton, versucht mich zu beruhigen.

Am Morgen habe ich die Praxis angerufen, um die Blutwerte zu erfahren, Dr. Hahn war in einem Patientengespräch, so warf die Sprechstundenhilfe einen Blick auf die Werte, um mich mit einem „Oh, da sollten sie mit dem Arzt persönlich drüber reden" auf später zu vertrösten.

Schon da hätte ich schreien können, aber es war der Geburtstag von meinem Mann Christopher und wir saßen mit unserem besten Freund und Philli, der seit Tagen nicht mehr in die Kita ging, in einem netten Berliner Kaffee und frühstückten.

Als ich ein weiteres Mal in der Praxis anrief, war Dr. Hahn schon gegangen. Blind vor Sorge und Wut, verlangte ich seine Kollegin. Diese sagte mir, dass das Blutbild auffällig sei. „Was soll ich Ihnen sagen, Frau Weck, das kommt schon einmal vor. Wir sollten uns gedulden, das Wochenende abwarten und am Montag ein weiteres Blutbild machen lassen."

Ich legte auf und unser Schlafzimmer verschwand hinter einem Schleier aus Tränen, ich habe es gewusst, hier stimmt etwas nicht, mehr konnte ich nicht denken. Ich sank auf die Knie, sprach ein Gebet und rief in meiner Not meinen Vater an, auf dessen kühlen Kopf und unaufgeregte Art ich mich immer verlassen kann. Auch diesmal. Gemeinsam überlegen wir die nächsten Schritte. Ich entscheide mich dafür, mir morgen früh die aktuellen Blutwerte mailen zu lassen, um sie mit einer befreundeten Ärztin durchzugehen. Mein Vater sagt mir noch etwas Ermutigendes zum Abschied und wir legen auf. Ich streiche mir die Tränen aus dem Gesicht, atme durch und gehe zu den Geburtstagsgästen.

Die Bestätigung

Meine kleine Schwester hat vor drei Tagen ein Baby bekommen, einen kleinen Jungen. Unter normalen Umständen würde ich singen und tanzen vor Freude, aber die Sorge um Philli überdeckt alles. Die Praxis habe ich heute Morgen telefonisch nicht erreichen können und stattdessen eine Mail geschrieben, in der ich um die Blutwerte bat.

Ich schließe das Auto auf und versuche, mich normal zu verhalten. Die Nacht hat böse Geister hervorgerufen. Ohne dass mein Kopf eine Idee davon hat, was Philli haben könnte, weiß mein Bauch anscheinend genau Bescheid.

Ich setze mich rein, fahre los mit dem Versprechen mir selbst gegenüber, mich die nächsten drei Stunden nur meiner Schwester und ihrer kleinen Familie zu widmen. Ich starte den Motor und mache mich auf den Weg in den Wedding.

Alex, der Freund meiner Schwester, öffnet mir mit einem breiten Lächeln die Tür. Auf leisen Sohlen gehe ich durch den Flur der Berliner Altbauwohnung. Meine Schwester empfängt mich im Bett, mit ihrem Sohn auf dem Bauch und dem Zauber im Gesicht, den nur eine frisch gewordene Mutter haben kann. Müde und dennoch strahlende Augen schauen mich an, geschafft und doch zufrieden. Ich beuge mich leise zu ihr herunter, atme den Duft des Jungen ein, nehme sie fest in den Arm, küsse sie auf die Wange. Meine Kleine ist nun eine Mama. Ich überreiche ihr die Babydecke, an der ich die letzten Monate gestrickt habe; Masche für Masche habe ich mir bewusst Zeit genommen, für den Jungen in ihrem Bauch gebetet und mich auf ihn gefreut.

Ohne viel Zeit zu verlieren, kommen wir zu dem Wichtigsten, dem Geburtsbericht. Gerade als sie erzählt, wann ihre Fruchtblase geplatzt ist, klingelt mein Handy. „Sorry!“, flüstere ich, will den Anrufer wegdrücken, da sehe ich, dass es der Kinderarzt ist. „Einen Moment“, signalisiere ich, und bin schon auf dem Weg ins Wohnzimmer.

Dr. Hahn entschuldigt sich dafür, wie es tags zuvor gelaufen ist und versichert mir, dass er nun Zeit hätte, in Ruhe mit mir die Blutwerte durchzugehen. Ich verkrieche mich in die letzte Ecke des Wohnzimmers, meine Schwester weiß von nichts, ich will den Zauber, der sie umgibt, nicht kaputtmachen. Dr. Hahn nennt mir die Werte, das Handy zwischen Kinn und Wange eingeklemmt krame ich einen Stift und einen Zettel aus meinem Rucksack hervor: Neutrophile, Leukozyten, Thrombozyten; ich verstehe nichts, schreibe wirres Zeug auf. Dr. Hahn holt tief Luft und sagt, dass es Pfeiffersches Drüsenfieber sein kann, eine andere Möglichkeit sei, er macht eine Pause, im Nebenzimmer höre ich die zarten Anfänge eines Weinens, dass

Philli an einer bösartigen Bluterkrankung leidet. Ich halte inne, habe keine Ahnung, wovon er redet, frage ihn, was das heißt. Er zögert, ich komme mir vor wie in einem schlechten Film und bin mir nicht sicher, ob ich die nächsten Worte hören will. Dr. Hahn fährt fort: „Es besteht der dringende Verdacht, dass Ihr Sohn an Leukämie erkrankt ist!"

Alles dreht sich, ich gehe in die Knie, denke als erstes, dass man solche Nachrichten in einer Wohnung, in dem ein Neugeborenes nebenan liegt, nicht erhalten darf. Ich schlucke, drücke meinen Kopf in die Ecke des Zimmers, atme aus, mir fehlen die Worte. In der Ferne höre ich die Stimme von Dr. Hahn. Er sagt, wir können entscheiden, ob wir bis Montag warten oder ob wir innerhalb der nächsten zwei Stunden mit Philli ins Virchow-Klinikum im Wedding fahren wollen. Vor Ort wisse schon eine Kollegin von ihm Bescheid, die würde dann übernehmen.

Ich versuche, gefasst zu klingen, entscheide, dass wir sofort kommen werden, lasse mir den Namen der Ärztin und der Station geben und lege auf. Ich weiß, ich muss jetzt schnell handeln, bloß keine Gedankengebäude aufbauen. Mit zittrigen Fingern rufe ich Christopher an, er nimmt sofort ab. Ich erkläre ihm kurz und knapp die Fakten, sage ihm, er soll Philli einpacken, Mio bei seinen Eltern in Obhut geben und sofort ins Virchow kommen, ich warte dort auf sie.

Als ich auflege, stehe ich verloren im Raum, spiele kurz mit dem Gedanken, meiner Schwester nicht die Wahrheit zu sagen. Etwas tropft auf meinen Pulli, ohne dass ich es bemerkt habe, laufen Tränen meine Wange herunter. Wie sollte ich ihr etwas vormachen können, meiner kleinen Schwester, die mich so gut kennt, die mich lesen kann wie kaum ein anderer?

Ich gehe ins Schlafzimmer, wo meine Schwester aufrecht im Bett sitzt und ihren Sohn stillt, was für ein Frieden, und wieder bin ich mir der Absurdität der Situation bewusst. Ich schaue ihr ins Gesicht, ringe um Worte, ich kann nicht sprechen, sinke vor ihrem Bett nieder, die Tränen laufen nun in Strömen. Ich schaue auf, sage mit bebender Stimme, dass der Kinderarzt vermutet, dass Philli an Leukämie erkrankt sei. Ich sehe ihr in die Augen, sehe sie, wie sie schützend ihr Baby im Arm hält, sehe mich, wie ich vor fünf Jahren unseren Sohn im Arm gehalten habe, wie ich ihn gestillt und wie wir ihn getragen haben. Nächtelang sind wir summend auf und ab gelaufen, haben ihn mit unendlich viel Liebe versorgt, ihn nachts in unser Bett geholt. Seine Nase hat viel frische Luft geatmet, sein Bauch wenig Zucker gesehen, wir sind auf Bäume geklettert, an ferne Orte gereist, haben viel gelacht und viel getröstet, ach und so viel mehr, wie kann es sein, dass er auf einmal so krank sein soll?

Meine Schwester ist fassungslos, hilflos schaut sie mich an. Wir wissen beide, dass sie sich jetzt um ihren und ich mich um meinen Sohn kümmern muss. Ich packe meine Sachen, höre noch ein „Fahr vorsichtig!“ und verlasse die Wohnung.

Ich fahre durch Berlin, weiß, dass das Krankenhaus hier in der Nähe sein muss. Das Navi gibt monoton seine Anweisungen, ich merke, dass ich eigentlich gar nicht imstande bin zu fahren, ich nehme die Welt wie durch Watte wahr, alles erscheint weit weg. Ein Moment der Klarheit: Warum ist das Brandenburger Tor vor mir? Zu spät bemerke ich, dass ich völlig falsch gefahren bin. Die Uhr tickt, ich drehe um, fange an zu schwitzen, in meiner Ohnmacht schreie ich laut, muss meinen Emotionen Luft machen. Ich fahre zu schnell, hangele mich durch den Berliner Verkehr, da, endlich das Krankenhaus, mein Mann und Philli stehen schon wartend davor.

Ohne viele Worte der Begrüßung zu verlieren gehen wir rein, ich nehme Philli auf den Arm, die Anspannung ist nahezu greifbar.

Eine überaus nette Ärztin begrüßt uns, wieder und wieder schildern wir die Symptome und Philli muss ein Dutzend Untersuchungen über sich ergehen lassen. Es ist schon abends, als wir uns in einem stickigen Kellerraum der Klinik wiederfinden. Ein Arzt untersucht mit sanften Händen Phillis Bauch, lange guckt er auf seinen Computer, fährt mit dem Ultraschallgerät immer wieder über bestimmte Stellen des Bauchraumes. Mit ruhiger Stimme teilt er uns mit, dass mehrere Lymphknoten in Phillis Bauch geschwollen sind. Weiter sagt er nichts, muss er auch nicht, wir wissen, dass das nichts Gutes bedeutet. Philli ist überraschend geduldig. Als der Arzt fertig ist, wische ich lächelnd das glibberige Mittel von Phillis Bauch, mache Späße, versuche mir nichts anmerken zu lassen. Auch Christopher plaudert munter vor sich hin, wir fühlen jedoch beide den Kloß in der Kehle und die Stiche in der Brust, trauen uns wegen des Orkans, der in uns tobt, nicht dem anderen in die Augen zu sehen, ich taste nach seiner Hand, wir halten uns fest.

Es folgen weitere Untersuchungen und der Rat, stationär aufgenommen zu werden. Wir zögern, stimmen schlussendlich zu, mein Mann macht sich auf den Weg, um von zu Hause Wechselsachen zu holen. Als er weg ist, wird versucht, Philli einen Zugang im Arm zu legen. Es klappt nicht auf Anhieb, Philli ist völlig verwirrt, schreit, in seinen Augen ist die pure Angst zu sehen. Weinend fragt er mich, warum ich das zulasse. Ich halte seine Hand, tue, was ich tun kann, der Zugang ist drin, Philli sitzt auf meinem Schoß, er zittert, ich halte ihn ganz fest und habe das Gefühl, in einem falschen Leben zu sein.

Fremdes Land

Kinderonkologie – Kein Zutritt für Kinder unter 14 Jahren." Irritiert lese ich das Schild. Das ist doch die Station 301? Ich bücke mich, um durch das kleine Stück zu schauen, dass nicht mit Milchglasfolie beklebt ist. Zu sehen sind eine Batterie von Infusionsständern und Schwestern, die mit Mundschutz nahezu lautlos den Flur entlanggleiten.

Ich öffne zögernd die Tür und kann nicht glauben, dass ich gerade eine Kinderkrebsstation betrete. Ich bin mir sicher, dass wir hier falsch sind.

Eine Schwester nimmt uns in Empfang und macht Philli einen Abendbrotteller, dessen Rand Gummibärchen zieren. Er freut sich darüber.

Wir teilen uns ein Zimmer mit einem zweijährigen Jungen, der zwei Wochen zuvor die Diagnose Leukämie erhalten hat. Ich versuche, nicht nach links und rechts zu schauen, konzentriere mich auf Philli. Auf dem Bett liegend, lese ich ihm ein Buch vor, halte ihn fest in meinem Arm, es ist fast Nacht.

Die Tür geht auf, Dr. Timm kommt rein. Er ist jung und hat verstrubbelte Haare. In einem freundlichen Ton informiert er mich über die nächsten Schritte. Ich will das alles nicht, Philli soll kein Antibiotikum bekommen. Ich baue mich so gut es geht vor ihm auf, merke allerdings schnell, wie klein ich wirke, dass gerade alles über mich hereinbricht. Ich hatte seit dem Telefonat mit dem Kinderarzt heute Morgen keine Sekunde Zeit, um mich zu ordnen.

Der Arzt wartet auf mein Okay wegen des Antibiotikums, da öffnet sich die Tür und meine Freundin Maja, eine praktizierende Anästhesistin, steht vor mir. Ich bin zu erleichtert, um mich zu fragen, wie sie so schnell hierherkommt.

Sie stellt sich vor und bittet um die Blutwerte: Es folgt ein schneller Austausch mit dem Arzt, Maja versichert mir, dass das Antibiotikum notwendig ist. Ich vertraue ihr blind. Philli wird angeschlossen, im selben Moment kommt Christopher mit den Wechselsachen herein und ich setze mich mit Maja auf den Flur.

Zitternd schildere ich den Tag, sage, dass wir noch keine Diagnose haben, dass es noch die Chance gibt, dass eine bakterielle Infektion das schlechte Blutbild verursacht.

Der Stationsflur ist leer, die Mobiles drehen sich angetrieben durch die Belüftung an der Decke, hier und da ist das Piepsen von Geräten zu hören. Ich sehe Maja an, nehme all meinen Mut zusammen und frage sie, wie hoch die Wahrscheinlichkeit ist, dass wir bald wieder zu Hause sind.

Sie begegnet meinem Blick voller Ehrlichkeit. „Gegen Null!", sagt sie.

Meine Stimme ist belegt, klingt fremd. „Er hat Leukämie, oder?", frage ich.

„Ich denke ja", bekomme ich als Antwort.

Meine Lippe bebt, vor meinem inneren Auge sehe ich glatzköpfige Kinder mit blutleeren Lippen. Ich kann nicht anders, die Frage brennt in meinem Herzen: „Wird er sterben?"

Maja hält meinem Blick stand und informiert mich mit leiser, aber dennoch klarer Stimme über die Heilungschancen von leukämiekranken Kindern, die so viel besser sind als noch vor vier Jahrzehnten, nämlich bei 90 %. „Die Therapie ist hart, aber die Chancen stehen gut, dass er geheilt wird!", schließt sie ab.

Ich bin dankbar, mit einem Menschen sprechen zu können, dem ich vertraue und der sich medizinisch gut auskennt. Ich fange an mich zu wappnen.

Kampfgeist

Nun sind wir schon fünf Tage auf der Kinderonkologie und das Warten hat ein Ende, heute bekommen wir die Diagnose mitgeteilt. Am Morgen wurde bei Philli eine Knochenmarkpunktion durchgeführt. Dafür wurde er in eine Art „Schlummerschlaf" versetzt. Das ist keine richtige Narkose, trotzdem war er völlig weggetreten. Wieder ein Ausnahmezustand, täglich wachsen wir hier über uns hinaus, mit dem Wissen, dass es nicht anders geht.

Der Oberarzt Dr. Schilf sitzt mir gegenüber, dahinter meine Eltern, an meiner Seite Christopher. Der Arzt hält die Ergebnisse der Knochenmarkpunktion in seinen Händen. Ich bin abgelenkt; mein Vater hatte mir zuvor die Information gegeben, dass Dr. Schilf anscheinend irgendetwas an seinem Fuß hat, jedenfalls trägt er seine Clogs an einer Seite immer offen und humpelt ein wenig. Und genau das versuche ich gerade herauszufinden. Auch der Blick meines Vaters ruht auf dem Fuß des Arztes, fast muss ich lachen, mein Papa und ich sind uns so ähnlich, was für eine surreale Situation.

Dr. Schilf nimmt sich Zeit, wählt seine Worte bewusst, man merkt, dass er dieses Gespräch schon oft geführt hat und es ihm daran gelegen ist, uns nicht zu überrumpeln. Er breitet die Ergebnisse auf dem Tisch aus und erklärt uns, dass zwar keine Leukämiezellen im Knochenmark vorhanden sind, dass aber Phillis restlicher Körper voll davon ist. Der Verdacht hat sich somit leider bestätigt, Philli hat ALL – Akut Lymphoblastische Leukämie. Blutkrebs!

Ich bin seltsam gefasst, habe das Gefühl, dass ich die eigentliche Diagnose schon am ersten Abend auf dem Flur in dem Gespräch mit Maja bekommen habe.

Dr. Schilf zeigt uns einen Zeitstrahl. Er malt auf, wie die Therapie aussehen wird und beschließt seinen Vortrag, indem er sagt: „In zwei Jahren ist Ihr Sohn dann mit der Therapie fertig!“

Jetzt muss ich doch schlucken, in zwei Jahren? Das ist ein großes Stück seiner Kindheit.

Ich reiße mich zusammen, frage, seit wann die Krebszellen in Phillis Körper sind. Schon immer? Seit einem Jahr? Dr. Schilf antwortet, dass man das nicht genau sagen könne, aber dass es wahrscheinlich acht bis zwölf Wochen seien. Er sagt, dass Philli große Schmerzen gehabt haben muss. Das Gefährliche an Blutkrebs sei, dass sich die Krebszellen sehr schnell vermehrten und alle guten Zellen verdrängten. Bei Philli seien es schon so viele, dass sie gegen seine Gelenke gedrückt haben.

Eine Erinnerung macht sich breit: Philli liegt neben mir im Bett, er weint, reibt mit den Füßen über die Matratze, er ist unruhig, schreit immer wieder auf, hält sich seinen Ellenbogen. Es ist das siebte Mal in dieser Nacht und ich bin so müde, so unfassbar müde. Ich mache das Licht an, setze mich hin, gucke ihn an und sage, dass er versuchen soll, zur Ruhe zu kommen, dass ich ihn nicht versorgen kann, wenn ich nicht ein wenig Schlaf abbekomme. Ich sage ihm, dass die Schmerzen doch gar nicht so stark sein können. Ich bin verzweifelt, nicht streng, aber an meiner Grenze, und das hört man.

Jetzt, drei Wochen später, verstehe ich sein Verhalten. Ich weiß, auch Mütter haben ihre Grenzen, aber ich fühle mich schlecht. Ich wünschte, ich hätte in jener Nacht anders gehandelt.

Dr. Schilf ist fertig mit seinem Vortrag und lässt uns allein. Philli quatscht, alle anderen schweigen. Mich überkommt das Bedürfnis nach Platz, Luft, ich muss aus diesem Zimmer raus. Ein Blick zu meiner Mutter genügt, sie wird sich um Philli kümmern, ich verlasse den Raum.

Überall sind Leute, Schwestern, Pfleger, Ärzte, Eltern, Kinder, ich gehe schneller, verlasse die Station, suche mir eine kleine stille Ecke auf dem Flur.

Unser Sohn hat Krebs, nun haben wir die brutale Gewissheit!

Ich schaue aus dem Fenster. Als ich mich umdrehe, steht Christopher hinter mir, wir nehmen uns in den Arm, halten uns fest, lange stehen wir so dort. Im Lösen spüre ich meinen Kampfgeist, ich schaue zu ihm hoch. „Wir schaffen das!“, sage ich. „Philli ist ein starker Junge, schon immer selbstbewusst, authentisch in seiner Gefühlslage und wenn er nicht mehr kann, werden wir ihn tragen!“

Christopher nickt, das werden wir.

Ich weiß nicht, woher die Gedanken kommen, aber auf einmal ist da eine Art Leitsatz. „Wir bleiben dieselben.“ Ich spreche ihn aus, erst leise, dann laut. Die nächsten Monate werden sehr hart für uns werden, wir müssen uns abwechseln im Starksein, Hilfe von unseren Familien und Freunden annehmen, alles andere beiseiteschieben. An erster Stelle steht, dass diese miesen Krebszellen fertiggemacht werden. Ich kriege eine Gänsehaut, höre die Worte von Dr. Schilf, die sagen, dass Philli bis zum Schluss der Intensivtherapie, also die nächsten acht Monate, als Hochrisikopatient eingestuft werden könnte. Auch dann wäre eine Behandlung möglich, aber die Bekämpfung der Zellen würde schwieriger und das Rückfallrisiko wäre höher. Ich will mir gerade nichts ausmalen, bloß nicht zu viel grübeln, bin im völligen Hier und Jetzt, schon das reicht, mehr ginge gar nicht.

Gespenster

Es ist Nacht. Ich werde durch ein grelles Piepen aus dem Schlaf gerissen, gucke mich um, brauche einen Moment, um mich zu orientieren. Ich atme tief durch und spüre sogleich wieder diese Zerrissenheit. Das Krankenhaus ist gut, sagt die eine Stimme, hier wurde herausgefunden, was euer Sohn hat, ohne die Behandlung würde er nicht mehr gesund werden. Die andere Stimme ist wütend, wütend, dass auf einmal andere Menschen in unser Leben reinreden, wissen, was richtig ist für unseren Sohn, den bis vor Kurzem wir von innen und außen am besten gekannt haben. Die Stimme wird immer lauter, das Display vom Tropf leuchtet mir taghell ins Gesicht, die Stimme schreit, nimm euren Sohn, stöpsle ihn ab und dann lauf, lauf, bis ihr wieder in eurem alten Leben angekommen seid, in eurem Haus, in dem wuseligen Alltag, nicht immer perfekt, oft herausfordernd, aber so selbstbestimmt, so frei.

Ich halte inne, höre dann aber auf die Stimme der Vernunft und drücke die Klingel, damit die Schwester das Antibiotikum abnimmt und die Spülung dranmacht.

Ich warte, keiner kommt, ich weiß, die Schwestern hier haben alle Hände voll zu tun, ich werde nervös, bin inzwischen hellwach, dass Piepen kreischt, das Kind im Bett nebenan wird unruhig.

Endlich, die Tür öffnet sich, ich sehe nur verschwommen, habe meine Brille nicht auf, ich muss loslassen, akzeptieren, dass diese fremde Frau schon das Richtige tut, sie darf das, sagt die Stimme der Vernunft, sie ist dafür ausgebildet worden, leg dich wieder hin.

Aber ich kann nicht. Die Matratze der Elternliege ist weich und durchgelegen; wie viel Schmerz hier wohl schon Ruhe gesucht hat? Ich gehe aus dem Zimmer und spiegle mich in den

Gesichtern der Eltern wider, die mir auf dem Flur begegnen. Wie Gespenster wandeln sie, in ihren Augen sehe ich Sorge, Angst, Wut, Verzweiflung, Ohnmacht, all das, was man am Tag nur erahnen kann.

Ich will schreien, lange und laut. „Wieso?“, will ich rufen, „Warum?“

Ich tue es nicht, nehme mir stattdessen einen Schluck Wasser und mache mich auf den Rückweg. Unser Sohn schläft friedlich. Er ist nass geschwitzt, kein Wunder, vor dem Schlafengehen hatte er noch 40,1 Grad Fieber. Meine Hand berührt seine Stirn, eine Bewegung, die ich inzwischen mehrmals pro Nacht mache, die Stirn klebt, ist kühl. Ich stoße Luft aus, das fiebersenkende Mittel hilft. Ich lege mich hin und gucke an die Decke, hoffe, dass bei ihm so wenig wie möglich aus dieser Zeit hängenbleibt, dass er sich immer sicher gefühlt haben wird, dass er all seine Angst an uns weitergeben konnte.

Ich sollte schlafen, komme jedoch nicht zur Ruhe. Ich fange an zu beten, für einen guten Krankheitsverlauf, für Kraft, für Frieden, dass wir bleiben wie wir sind, dass wir im Moment leben können, dass wir die Sonne und das Gute sehen. Ich bete für die anderen Kinder auf der Station, deren Geschichten teilweise so viel schwerer und trauriger sind als unsere.

Ich werde ruhiger, fühle eine Hand auf meinem Haar, bin mir auf einmal gewiss, dass ich nicht allein bin, dass Gott da ist, dass er uns zur Not auf die Schultern nimmt. Ich dämmere weg und hoffe so sehr, dass ich abgeben kann, an die Ärzte und Schwestern vor Ort und an unseren Gott im Himmel!

Mutterinstinkt II

Meine Schwiegereltern sind da, ich kann mich für einen Moment zurückziehen, setze mich auf den Flur in eine ruhige Ecke. Ich habe weder Hunger noch Durst, ich spüre mich kaum noch. Seit gestern kommt nun ein Schlauch, ein Katheter, aus Phillis Brust. Dank ihm braucht Philli nun keinen Zugang mehr, denn die Blutabnahmen und die Chemo-Infusionen laufen nun über den Katheter. Ich dachte, es würde mir schwerer fallen, den Anblick eines Plastikschlauches in der Brust unseres Sohnes zu ertragen. Jedoch hat das Legen eines Zugangs inzwischen einen traumatischen Charakter für uns alle bekommen, weswegen ich den Katheter als geringeres Übel ansehe. Ich fange an zu akzeptieren, dass alles was ihm hilft in Ordnung ist.

Ich schaue aus dem Fenster, die Bäume haben nun all ihre Blätter entfaltet, es weht ein sanfter Wind. Ich gehe noch einmal das Diagnosegespräch durch. Zu der schrecklichen Gewissheit, die wir nun haben, stellt sich auch ein gutes Gefühl ein. Ich kann es nicht sofort deuten, hinter mir quietschen Crogs auf dem Linoleumfußboden, lenken mich ab, dann tauche ich wieder in meine Gedanken ein, da habe ich es. Das positive Gefühl wird von der Bestätigung meines Mutterinstinktes ausgelöst. Dr. Schilf hat gesagt, dass Philli ungefähr seit drei Monaten Leukämie hat. Das deckt sich nahezu genau mit meiner Unruhe, meinem unguten Gefühl. Ich habe es gespürt, ohne dass es sichtbar war, bevor die schlimmen Nächte losgingen, ich habe es geahnt, auch wenn ich es nicht greifen konnte. Ich kenne unseren Sohn, bin nah an ihm dran, und auch wenn ich ihn nicht heilen kann, kann ich ihn weiterhin schützen und mich auf mein Gefühl verlassen, das gibt mir ein winziges Stück Autonomie zurück. Ich versuche, das Gefühl noch einen Moment festzuhalten, bevor es mir entgleitet.

Ausbrechen

Eine halbe Ewigkeit sind wir nun im Krankenhaus.

Nach dem Diagnosegespräch wurde direkt mit der Kortisontherapie begonnen. Das Kortison hat innerhalb der letzten drei Wochen fast alle Krebszellen vernichtet. Vor Jahrzehnten wurde Leukämie ausschließlich mit Kortison behandelt, allerdings erreicht das Kortison nicht alle Krebszellen, beziehungsweise tötet es diese nicht vollständig ab, und die Patienten wurden häufig rückfällig.

Inzwischen wurde bei Philli auch mit der Chemotherapie begonnen. Unsere Nerven liegen blank, Philli ist fast ständig gefesselt an einen Infusionsständer, sein körperlicher Zustand ist gut, er will raus, sich bewegen, über Wiesen und Felder rennen. Das Wochenende steht vor der Tür. Inzwischen wissen wir, dass am Wochenende keine Behandlung stattfindet. Wir wollen nach Hause, wollen wir sein dürfen, unser Essen essen, in unseren Betten schlafen, unseren Tagesrhythmus leben. Unsere Zimmernachbarn wechseln ständig, immer neue Menschen, immer neue Schicksale. Ich rede gegen meine Natur nur das Nötigste, versuche, nicht so viel an mich heranzulassen. Früher habe ich mir nie eine Dokumentation zum Thema „Krebs bei Kindern" angeschaut, zu nah gingen mir die Schicksale, und nun sind wir eins von ihnen.

Christopher ist ungewohnt extrovertiert. Ich höre wie er auf dem Flur mit dem Oberarzt diskutiert, er will übers Wochenende entlassen werden und Montag wiederkommen. So einfach ist die Krankenhausbürokratie nicht. Ich komme dazu, versuche ihn umzustimmen und schlage vor, dass wir bleiben und die nächsten zwei Tage versuchen, so wenig wie nötig Zeit auf der Station zu verbringen.

Er ist nicht überzeugt. Ich bleibe diese Nacht bei Philli, obwohl Mio morgen Geburtstag hat; er wird zwei Jahre alt. Ich fühle mich zerrissen und bin verärgert. Nachdem Philli eingeschlafen ist, klicke ich mich wahllos durch das Internet, kurzweilige Ablenkung, die nichts in mir hinterlässt.

Ganz früh am nächsten Tag taucht Christopher auf der Station auf. „Komm, wir hauen ab!", sagt er und seine Augen leuchten.

„Wie meinst du das?"

„Ich nehme euch jetzt mit, Mio hat Geburtstag, und den feiern wir zusammen als Familie, komm schon!"

Mir gefällt der Gedanke, erst jetzt merke ich, wie leer ich bin, wie matt. Ich mache Philli startklar, kichernd schleichen wir uns von der Station. Christopher ist mit unserem alten SAAB Cabrio da, Verdeck auf, Musik an, Nase in den Wind. Genau das haben wir gebraucht.

Zu Hause begrüße ich meine Schwiegereltern und nehme Mio in den Arm. Ich will ihn gar nicht mehr loslassen, bis jetzt sind wir immer nur ein paar Stunden getrennt gewesen, aber nie über Nacht, und auf einmal bin ich für Wochen weg, sehe ihn immer nur kurz, wenn er uns im Krankenhaus besuchen kommt. Ich vermisse ihn, vermisse seinen Geruch, seine kleinen, weichen Hände, seine vollen Wangen. Wie er das wohl empfindet? Ich verdränge den Gedanken, bloß nicht in das Gefühl reingehen, ich brauche meine Kraft für den Alltag.

Wir packen Geschenke aus, essen Kuchen und liegen in der Hängematte im Garten. Da klingelt Christophers Handy. Es ist Schwester Gabi, sie fragt, wo wir sind. Christopher sagt, dass wir draußen sind, aber zur nächsten Infusion wieder pünktlich auf der Station sein werden. Schwester Gabi weist darauf hin, dass wir wegen des Versicherungsschutzes das Gelände des Krankenhauses nicht verlassen dürfen. Christopher bejaht ihre Frage und verabschiedet sich freundlich. Wir gucken uns an und müssen lachen. Versicherungsschutz hin oder her, die nächsten Stunden wird gelebt, das ist das Wichtigste.

Als wir am Nachmittag wieder auf der Station landen, begrüßt uns Schwester Gabi. Ihr Blick sagt alles, doch statt sich aufzuspielen, eröffnet sie uns, dass sie ein Einzelzimmer für uns organisiert hat. Wir können unser Glück kaum fassen, ein Zimmer nur für uns allein. „Danke!“ sage ich, drehe mich um und füge in Gedanken zu: „Für so viel Menschlichkeit.“ Eine Träne hängt in meinem Augenwinkel, ich fühle wieder die Hand auf meinem Haar.

Entlassung

Wir sitzen auf gepackten Taschen und können es nicht erwarten, die Tür der Station hinter uns zuzuziehen. Nach fast vierwöchigem Aufenthalt werden wir heute aus der Klinik entlassen.

Ich habe das Gefühl, dass wir erst einmal in den Urlaub fahren müssten, weit weg von alledem. Doch die Realität sieht anders aus, der Sommerurlaub wurde abgesagt, so wie auch alle Feiern, Hochzeiten, Geburtstage in diesem Jahr. Eine leise Vorahnung, wie unser Jahr aussehen wird, macht sich breit. Doch ich kann nur bis morgen denken, zu viel prasselt auf mich ein. Als Nächstes stehen eine ambulante Chemo, sowie ambulante Knochenmarks- und Lumbalpunktionen an. Mein Konzept ist es, mich gerade zu machen, die Termine zu überstehen und drum herum so frei zu sein wie möglich. Barfuß im Garten, Stöcke schnitzen, von Freunden und der Familie umgeben, in den Tag leben, für einen Moment ausbrechen. Ich will das so sehr, die Leukämie soll uns nicht kleinmachen, niemanden von uns.

Sommer 2017

Sorgenmuskelkater

Ich bekomme keine Luft. Eigentlich sollte ich mich freuen, die Ergebnisse der letzten Untersuchung haben ergeben, dass die Chemotherapie bei Philli anschlägt, dass er (bis jetzt) nicht in die Hochrisikogruppe hochgerutscht ist und somit die Therapie weitergehen kann wie geplant. Es ist eine wirklich gute Nachricht, aber meine Euphorie bleibt aus, die Realität blockiert meine Gedanken, mir tut alles weh: mein Herz, mein Bauch, meine Gliedmaßen. Ich fühle mich, als hätte ich über meine Grenzen hinaus Sport getrieben und würde schon morgens beim Aufwachen, schon bei den ersten Schritten merken, dass ich den Rest des Tages jeden Muskel meines Körpers spüren werde. Wie soll ich mich verhalten? Weitermachen oder die Gewichte für ein paar Tage zur Seite legen? Doch ich frage mich, ob ich die Gewichte dann je wieder hochbekommen würde.

Arbeitsabschied

Ich fahre nach Hause. Gerade habe ich mich von meinen Kolleginnen beim Pflegekinderdienst verabschiedet. Das ist mir schwergefallen, ich habe gerne dort gearbeitet. Da mein Vertrag nur befristet war und die Pendelei durch halb Berlin so viel Zeit gefressen hat, habe ich mich schon vor Phillis Diagnose entschieden, den Vertrag nicht verlängern zu lassen. Denn da gab es einen Moment, ich steckte mal wieder im Berliner Verkehr fest, vor mir der Potsdamer Platz, der für mich symbolisch für Schnelllebig- und Oberflächlichkeit ist, mit all seinen Bauten, die wie Unkraut aus der Erde geschossen sind. Ich bin genervt, mein Rücken tut weh, mein Auto bläst schwarze Rauchwolken aus dem Auspuff. Ein Fahrradfahrer klopft gegen meine Scheibe und weist mich darauf hin, dass ich alles einneble. Mir ist das peinlich, der Fehler konnte in der Autowerkstatt nicht gefunden werden, so habe ich ihn wieder mitgenommen.

Mit stinkendem Auto schlängle ich mich langsam, wie alle anderen Autofahrer, mit keinem Platz belegt außer dem Fahrersitz, durch die Straßen der Stadt, und mir wird klar, ich will das nicht. Der Job ist großartig, ich bin gut darin, die Anerkennung und der Gedanke, etwas in der Welt verändern zu können, ist Balsam, aber warum fahre ich dafür durch die ganze Stadt, warum muss ich auf einmal mit Christopher diskutieren, wer zu Hause bleibt, wenn die Kinder krank sind, warum kümmere ich mich mit einer Hingabe um andere Familien, wenn meine eigene darunter leidet?

Ausgerechnet in der Situation musste ich an meine Nachbarin denken, eine sehr nette Frau, mit tollen Kindern und einem guten Job. Fröhlich habe ich ihr vor ein paar Monaten über den Gartenzaun zugewunken und gefragt wie es ihr geht.

„Schlecht!“, hat sie herübergerufen, „ich kann nicht mehr, ich bin seit vier Wochen krankgeschrieben, Burnout, es war alles einfach zu viel!“

Natürlich, wie sollte das alles auch nicht zu viel sein, nachts weinende Kinder trösten und am nächsten Tag im Beruf wichtige Entscheidungen fällen. Mir wurde klar, ich werde meinen

Vertrag nicht verlängern, ich werde mit Christopher sprechen, unsere Finanzen durchrechnen und dann werde ich einfach mal zu Hause sein. Keine Projekte, kein Bachelor, kein Master, keine Weiterbildung, keine Forschung, keine hilfesuchenden Familien, einfach zu Hause sein.

Und genau das habe ich dann getan, mit Christopher gesprochen, mit meiner Chefin, mit meinen Arbeitskolleginnen. Kurz nach der Entscheidung ging es Philli immer schlechter.

Die Kolleginnen waren bei der Verabschiedung sehr emphatisch und haben mich mit dem Gefühl entlassen, dass sie sich bis zu meinem Vertragsende in sechs Monaten um alles kümmern werden. Ich fühle mich rausgerissen, habe keiner Familie, die ich betreut habe, „Auf Wiedersehen“ sagen können. Doch das muss ich nun hinnehmen und mich darauf konzentrieren, dass ich nun arbeitstechnisch frei bin. Ich bin froh darüber, noch einmal hingefahren zu sein, um mich wenigstens von den Kolleginnen zu verabschieden. Der Gedanke, den Schlüssel per Post zu schicken, war sehr verlockend, aber es war richtig, mich jetzt mit dem Gefühl zu beschäftigen, dass ich auf einmal nicht mehr arbeite. So musste ich es nicht auf den großen Haufen mit der Aufschrift „Das muss noch bearbeitet werden“ packen.

Ausfall

Der Sommer kommt auf leisen Sohlen. Ich befinde mich in einem vorher nicht gekannten Zustand, liege unter meiner Bettdecke, es ist früher Abend, die Jungs spielen unten etwas, ich wollte nur schnell die Wäsche nach oben bringen und nun liege ich in meinem Bett, kriege keine Luft, die Tränen laufen, all die ganze Angst, sie fließt heiß über mein Gesicht. Ich muss mich zusammenreißen, jeden Augenblick könnten die Kinder hochkommen, atme weiter, Katharina, atme. Es geht nicht, ich bin wie gelähmt, mein Geist weiß, was zu tun ist, aber mein Körper blockiert, ich kann nicht mehr, will nicht mehr reden, nicht mehr schlichten, nicht ins Krankenhaus, keine Wäsche mehr waschen. Ich will nur noch hier liegen, Tage, Wochen, Jahre.

Ich höre den Schlüssel unten in der Tür, Christopher kommt nach Hause, ein Glück. Er begrüßt die Jungs und fragt nach mir, es folgt ein Gemurmel, ich höre seine Schritte auf der Treppe, dann steht er vor mir. Aus meinem Mund kommt kein Laut, er nimmt mich in den Arm und ich schluchze, meine Schultern beben. „Es tut mir leid, aber ich kann gerade nicht mehr!", flüstere ich.

Er guckt mich an, er ist in solchen Situationen kein Mensch vieler Worte. Doch ich kann ihn lesen, „Mach dir keine Sorgen, ich kümmere mich um alles", sagen seine braunen Augen.

Ich nicke. „Halt die Welt von mir fern, nur für heute Abend!", flüstere ich und krieche wieder unter meine Decke.

Geduld

Der Ausfall Anfang letzter Woche hat mein Konzept ins Wanken gebracht. Wenn man nicht mehr aufrecht stehen kann, kann man auch nicht einfach so weitermachen wie zuvor. Nahezu täglich sind wir gerade in der Tagesklinik. Stehen auf der A100 Richtung Wedding im Stau, schreiben Phillis Namen an das Whiteboard im Flur der Tagesklinik und warten bis wir drankommen. Manchmal warten wir dreißig Minuten, manchmal vier Stunden, je nachdem, wie viele Notfälle es gibt. Manchmal wollen wir nur Blut abnehmen lassen und dann zeigt sich anhand des Blutbildes, dass Philli an einer Anämie leidet. Dann wird Blut bestellt; bis das da ist vergehen drei bis vier Stunden, bis es durchgelaufen ist noch einmal drei Stunden. So langsam gehen mir die Ideen aus, mit denen ich Philli beschäftigen kann. Zudem wartet der Taxifahrer draußen. Ein sehr netter Mann, keine Frage, aber auch er hat Termine und ich kann das Wissen darüber nicht abstellen, bin ständig unter Druck.

Da ist es ein Segen, wenn ein Kind, das wir kennen und mögen, mitwarten muss. So wie heute: Als wir ins Wartezimmer kommen, sitzt dort schon der kleine Janosch, er war es, der unser erster Zimmergenosse war und wir haben ihn seitdem ins Herz geschlossen.

Dann versuche ich, nur den beiden Kindern zuzugucken, die weiterspielen, als wäre es das Normalste der Welt, an einem Infusionsständer zu hängen und das aufbereitete Blut anderer Menschen in sich reinfließen zu lassen. Oftmals wird mir dann bewusst, dass sie es sind, die krank sind, nicht wir Eltern. Dass ihre kleinen Körper das alles durchmachen müssen. Wie stark und positiv Kinder doch sind, wie sehr sie im Moment leben können, was wir Erwachsenen uns doch so sehr wünschen. Wie wunderbar, dass sie einfach alle Sorgen an uns Eltern abgeben können.

Hilferuf

Die Vögel zwitschern, der Morgen scheint frisch und neu und unbelastet. Doch noch ehe ich die Augen öffne, ist mir schon schlecht, mein Magen krampft sich zusammen, bevor mein Gehirn weiß warum. Der Nebel lichtet sich, nun weiß ich es, heute findet mal wieder eine Punktion statt. Philli bekommt diese

Punktionen während der ganzen Intensivtherapie. Sie dienen dazu, auszuschließen, dass sich keine neuen Krebszellen im Knochenmark gebildet haben. Zusätzlich wird Chemo direkt ins Nervenwasser gespritzt, weil mit den Jahren herausgefunden wurde, dass dort gern Leukämiezellen schlummern und zum Vorschein treten, wenn das erkrankte Kind scheinbar auf dem Weg der Besserung ist.

Mir ist durchaus bewusst, wie wichtig diese Punktionen sind und dass wir keine Wahl haben. Philli muss nüchtern sein und somit geht es unmittelbar nach dem Aufstehen los. Der Taxifahrer wartet schon vor der Haustür. Heute ist mir nicht nach Smalltalk, ich setze mich auf die Rückbank und gebe schon bei meiner Begrüßung zu verstehen, dass heute nicht viel aus mir rauszuholen ist.

Wir kommen gut durch den Berliner Verkehr. Schneller als mir lieb ist, stehen wir im Flur der Tagesklinik. Wir bekommen ein Zimmer zugewiesen und Philli darf sich während des Wartens eine Folge Lucky Luke anschauen.

Diesen Zustand nennen wir Krebs-Ausnahme; sonst undenkbar, dass vor 8 Uhr schon eine Serie angeschaut wird, ist es in diesem Fall allerdings unumgänglich.

Philli hat diesmal Angst. Noch bevor er es ausspricht, sehe ich es in seinen Augen. Ich lege mich zu ihm auf das Bett, lege meinen Arm um seine Schultern, meine Hand streichelt seine. Ich merke, dass ich heute auch eine Hand gebrauchen könnte, die mich streichelt. Ich sehe mich von oben: Katharina, Anfang dreißig, klein, blond, lebenslustig, häufig zu offen, oftmals laut und dazu sehr sensibel. Ich fühle mich heute ganz klein, habe mal wieder das Gefühl, dass mir der Schuh zu groß ist.

Ein jüdisches Sprichwort sagt: „Ich bitte nicht um eine leichtere Last, aber um breitere Schultern.“ Ich habe das Gefühl, breitere Schultern zu brauchen, ich schließe die Augen, schlucke schwer. Die Tür geht auf, Schwester Anne kommt herein, sie fragt Philli, wie er geschlafen hat und macht sich daran Blut abzunehmen. Sie versucht, das Blut in ihre Spritze zu bekommen, doch nichts passiert. Sie versucht es noch einmal mit dem gleichen Ergebnis. Dann grinst sie Philli an: „Du musst dein Blut schon freigeben!“, Philli lacht, er hat inzwischen gelernt, den Katheter zu steuern und den Blutfluss anzuhalten.

Ich kann es verstehen, es gibt momentan so oft keine Möglichkeit der Widerrede. Obwohl er sich mit fünf Jahren in einem Alter befindet, in dem Kinder lernen, dass ihr Körper ihnen gehört und sie Nein sagen können/dürfen/müssen, muss er die Erfahrung machen, dass dieses „Nein“ oft nicht berücksichtigt werden kann, weil ein „Nein“ bedeuten würde, dass er den Kampf gegen die Leukämie verliert. Philli genießt noch einen Moment das Gefühl, nicht völlig ausgeliefert zu sein, hebt dann seine Arme und im gleichen Moment fließt sein Blut in das kleine Röhrchen. Die Werte sind okay, die Punktion kann gestartet werden.

Für die Punktion wird Philli wieder in einen „Schlummerschlaf“ versetzt. Das Medikament läuft in seine Venen, ich bin angespannt, denn ich weiß, was nun kommt.

Philli lacht immer wieder ohne Grund, er versucht meine Nase zu fangen, nun greift er immer wieder in die Luft. Die ersten Male habe ich mich gefragt, was er da macht, inzwischen weiß ich, dass er Halluzinationen hat. Er versucht Dinge, die vor ihm durch die Luft schweben, zu greifen.

Er wird langsam müde, gähnt herzhaft, seine Augen flackern, er lallt, kann die Worte in seinem Mund nicht mehr formen, mir fällt es schwer, ihn so benommen zu sehen, dann endlich schläft er ein.

Ich drücke die Klingel, die Schwester kommt, im Schlepptau ein Ärzteteam. Ich verlasse das Zimmer, sehe noch, wie sie Philli zur Seite drehen, dann schließe ich die Tür.

Mit unruhigen Schritten gehe ich auf dem Flur auf und ab, versuche, mich so gut es geht zu regulieren. Ich schaue auf, mein Blick begegnet einer Mutter, meine Angst spiegelt sich in ihren Augen, ich versuche zu lächeln, ein hilfloser Versucht so zu tun, als könnte ich das Warten gut aushalten. Nach zwanzig Minuten ist die Punktion fertig und ich kann wieder ins Zimmer. Häufig erwacht Philli orientierungslos und aggressiv, er schreit laut, schlägt um sich und kann sich an nichts erinnern, wenn er wieder richtig anwesend ist.

Ich setze mich auf den Stuhl neben dem Bett, schaue aus dem Fenster, mein Blick wandert zu den Baumkronen, die Blätter tanzen im Wind, ihr zartes Grün ist eine wundervolle Ergänzung zu dem Hellblau des Himmels. Philli regt sich, sein Blick geht suchend durchs Zimmer, er braucht einen Moment, um mich zu fokussieren, sein Gesicht verzerrt sich. „Ich muss mal, ganz dringend!“

Schnell schaue ich auf den Flur, ob ich eine Schwester sehe, die uns eine Pipi-Flasche bringen kann, Philli hängt an drei Geräten und kann nicht aufstehen. Niemand ist zu sehen, dann höre ich ein gurgelndes Geräusch, als ich mich umdrehe, gucke ich in weit aufgerissene Augen, die voller Panik sind. Erst jetzt sehe ich, dass Philli sich übergeben hat und weil er noch nicht richtig wach ist, seine Atmung nicht regulieren kann. Ich stürze zu ihm, drücke die Klingel, rede ruhig auf ihn ein, befreie ihn von dem schmutzigen Pulli. Schwester Anne kommt ins Zimmer, ich bitte sie, uns eine Pipi-Flasche zu bringen, da muss sich Philli schon wieder übergeben. Ich verfluche das Zeug, das durch seinen Körper strömt, ich fühle mich so hilflos. Die Flasche kommt, das Bett wird abgezogen, er bekommt ein Medikament, das die Übelkeit mindern soll. Ich wickle Philli in meine Jacke, inzwischen geht sein Atem wieder ruhig und er wird klarer. Ich lege mich zu ihm, streichle seine Haare, halte ihn ganz fest, so liegen wir, bis die nächste Welle der Übelkeit kommt.

Nach drei Stunden ist der Spuk vorbei. Philli hat ein bisschen was im Magen und wir sitzen mit einer Spuckschale auf den Knien auf der Rückbank des Taxis.

Ich versuche, die Fahrt zu nutzen, um meinen Pulsschlag zu beruhigen, um meinem Körper zu sagen, dass er kein Adrenalin mehr ausschütten muss. Meine Finger verkeilen sich in einander.

Als wir zu Hause ankommen, erwartet uns Christopher, er ist besorgt, Mio hat Fieber. Ich merke wie mein Puls wieder in die Höhe geht.

In diesem Moment zwischen Taxi- und Haustür, in dem mein Blut durch die Ohren rauscht und mein Herz dumpf gegen meinen Brustkorb klopft, wird mir klar, dass wir Hilfe brauchen. Wir befinden uns erst am Fuße des Berges, den wir besteigen müssen, und kämpfen jetzt schon mit Atemnot.

Der nächste Tag. Mios Fieber ist beständig, Philli kam gestern Abend nicht zur Ruhe, er hatte Schmerzen an der Einstichstelle der Punktion, zudem ist er schlapp, kann durch die Schmerzen kaum laufen, hat keinen Hunger. Und schon wieder sitzen wir im Taxi auf dem Weg in die Tagesklinik. Es ist zu viel, für uns alle! Und uns stehen noch neun Punktionen bevor.

Christopher und ich hatten gestern ein kurzes, aber intensives Gespräch. Er ist auch der Meinung, dass wir Hilfe brauchen. Schon allein organisatorisch. Auch wenn ich nicht mehr arbeite, schaffe ich es an den Kliniktagen nicht, Mio aus der Kita zu holen, und wenn ich es schaffe, ist Philli zu schlapp um aus dem

Auto zu steigen. So bin ich einige Male zur Kita gerannt, habe mir Mio geschnappt und bin zurück gerannt, weil ich befürchtete, dass es Philli im Auto schlecht geht. Das kann ich auf Dauer nicht leisten.

Heute kommt meine kleine Schwester um zu helfen, morgen hat sich spontan eine gute Freundin angeboten. Was nächste Woche ist, wissen wir nicht. Auf lange Sicht werde ich mich um eine Einzelfallhilfe bemühen. Es ist zu zweit, ohne Großeltern in der Nähe, einfach nicht zu schaffen, das haben wir nun eingesehen.

Schritt für Schritt

Heute geht es Philli ganz gut, lediglich beim Zähneputzen musste er sich übergeben. Auch die Nackenschmerzen sind geblieben, aber mental ist er gut drauf, das lässt vieles nebensächlich erscheinen. Zudem hatte ich einen guten Termin im Jugendamt. Ich habe als Sozialpädagogin schon an unzähligen Hilfeplankonferenzen teilgenommen und es hat sich höchst seltsam angefühlt, auf einmal auf der anderen, auf der hilfebedürftigen Seite zu sitzen. Glücklicherweise bin ich an eine kompetente, einfühlsame Kollegin geraten, die die Not in unserer speziellen Situation erkannt hat und uns zeitnah einen Einzelfallhelfer an die Seite stellen möchte, der uns durch die Zeit der Intensivtherapie begleiten soll.

Bis bald

Die Nacht, sie ist leise, als hätte sie die Welt verschluckt. Ich öffne meine Augen, unser Schlafzimmer ist stockdunkel. Ich schaue auf den Wecker, 2.30 Uhr und ich frage mich, was mich geweckt hat. War es ein Geräusch? Ich horche, doch es bleibt still.

Meine Hände tasten nach dem kleinen Körper neben mir. Philli ist nassgeschwitzt, sein Schweiß riecht immer noch unnatürlich sauer. Ein olfaktorischer Hinweis, dass sich in seinem Körper noch vor Kurzem viele Krebszellen befanden. Nach Aussage der Ärzte sollte der Geruch in den nächsten Wochen aufhören. Ich bekomme seinen Fuß zu spüren, taste mich weiter hoch bis zu seiner Stirn. Sie glüht. Nun ist klar, was mich geweckt hat; mein Instinkt.

Ich knipse die kleine Lampe neben dem Bett an, sie taucht das Zimmer in ein warmes Licht. Sanft streichle ich mit der Hand über die feuchte Schläfe und wecke Philli. Im Halbschlaf nimmt er das Thermometer in den Mund, routiniert klemmt er dieses unter die Zunge. Vor kurzer Zeit konnte er das noch nicht einmal im wachen Zustand, doch seit der Diagnose müssen wir dreimal am Tag seine Temperatur kontrollieren, da wird man schnell zum Profi. Liegt die Temperatur über 38,5 Grad, müssen wir umgehend ins Krankenhaus. „Ansonsten wird's brenzlig!", so die Ärzte. Was das heißen soll, weiß ich nicht. Auch ein neuer Charakterzug an mir: Ehemals immer bestens informiert, blockiert mein Gehirn, aus meinem Mund kommen keine Nachfragen. Als ob ich einen Raum im Kopf hätte, der für schlechte Nachrichten zuständig und nun voll ist. Ich weiß nicht, was passiert, wenn wir nicht fahren. Stattdessen ist mein Plan, dass ich das Fieber rechtzeitig bemerke. Am Morgen, am Tag, in der Nacht.

Das Thermometer piept, 39,2 Grad. Scheiße! Ich bin sofort hellwach, gehe ins Nebenzimmer und wecke Christopher, auch er ist gleich wach. Behutsam ziehe ich Philli an, der wegen des hohen Fiebers so schwach ist, dass er kaum sitzen kann und packe schnell seine Tasche. Mindestens drei Tage wird er auf der onkologischen Station sein.

Zwanzig Minuten später sitzen Christopher und Philli in dem SAAB, der die Straße entlang brummt. Die Haustür schließt mit einem leisen Klacken, oben wühlt sich Mio raschelnd in seine Bettdecke.

Ich setze mich auf unsere Holztreppe, mein Gesicht in den Händen vergraben. Ich habe solche Angst. Unser Junge. Ich fühle mich schlecht, sitze hier auf den Stufen, müsste ich nicht gerade Philli ganz fest in meinen Armen halten? Müsste Philli nicht eigentlich oben in seinem Bett liegen? Mal einen Albtraum, vielleicht mal einen Magen-Darm-Infekt, Scharlach oder eine Grippe haben? Warum verdammt noch mal sitzt er gerade mit hohem Fieber im Auto und ist zum wiederholten Male mit seinem Papa auf dem Weg in die Notaufnahme. Wann habe ich mich für dieses Leben entschieden?

Gar nicht! Ich will das alles nicht. Diese fremde Welt, sie soll verschwinden.

In der Schwangerschaft mit Philli war ich nahezu sorgenfrei. Natürlich hatte ich hier und da Zipperlein, habe in mich reingelauscht und meinen Bauch beschützt. Doch habe ich nicht eine Sekunde daran gedacht, dass ich am Schluss der Schwangerschaft kein Baby in meinen Armen halten könnte. Das änderte sich, als am Ende meiner Schwangerschaft ein Anruf von unserem Pastor und gutem Freund kam. Es ging um Ella. Ella war so alt wie ich, wir gingen in dieselbe Kirche in Kreuzberg und hatten uns erst richtig kennengelernt, als sich herausstellte, dass wir im gleichen Monat schwanger waren.

Mit ruhigem Ton erzählte unser Pastor am Telefon, dass Ella gestern ihr Baby in der 37. Schwangerschaftswoche verloren hatte. Ella hatte ihr Baby nicht mehr gespürt. Voller Sorge war sie mit ihrem Mann ins Krankenhaus gefahren. Die Ärztin konnte keinen Herzschlag finden, bei weiteren Untersuchungen wurde festgestellt, dass das kleine Mädchen nicht mehr lebte.

Ella wird Vilma, so haben sie ihr Mädchen genannt, natürlich entbinden.

Verstört ummanteln meine Hände meinen Bauch. Nicht zum Schutz meines Babys, sondern in Gedanken an Vilma. Was hatte sich Gott dabei gedacht? Einem Baby, noch nicht einmal geboren, die Lebendigkeit zu nehmen? Betäubt legte ich auf, flüchtete in Christophers Arme.

Vier Tage später war die Beerdigung. Ich war mir nicht sicher, ob Ella mich mit meinem Bauch, gefüllt mit neuem Leben, dabeihaben wollte und hätte vollstes Verständnis dafür gehabt, wäre es nicht so gewesen. Doch Ella empfängt mich. Sie sitzt auf einer Bank vor dem Grab ihres Babys, erschöpft von der Geburt, mitten im Wochenbett, mit Brüsten voller Muttermilch, die bald ungenutzt versiegen wird.

Ich stehe auf der anderen Seite des Grabes, meine Finger umklammern das Heft, das uns durch die Beisetzung führen soll. Ich schaue den winzig kleinen Handabdruck an, der in dem Heft zu finden ist.

Vilma, da bist du. Ich habe dich durch das Heranwachsen in dem Bauch deiner Mama begleitet, und ohne dich gesehen zu haben, fühle ich mich mit dir verbunden. Bis ins kleinste Detail habe ich mich mit deiner Mama über deine Entwicklungsschritte ausgetauscht, habe mit ihr über dein Wachstum gestaunt und über deinen Schluckauf gelacht.

Während ich das denke, beginnen die Menschen am Grab zu singen. Leise stimme ich mit ein:

„Hoff, o du arme Seele,
hoff und sei unverzagt!
Gott wird dich aus der Höhle,
da dich der Kummer plagt,
mit großen Gnaden rücken;
erwarte nur die Zeit,
so wirst du schon erblicken
die Sonn der schönsten Freud.

Mach End', oh Herr, mach Ende
mit aller unsrer Not,
stärk unsre Füß' und Hände
und lass bis in den Tod
uns allzeit deiner Pflege
und Treu' empfohlen sein,
so gehen unsre Wege
gewiss zum Himmel ein."[2]

Niemand hier am Grab versucht, seine Tränen zu verstecken, immer wieder ist lautes Schluchzen zu hören. Nach dem Lied stelle ich mich mit schweren Beinen und mit meiner Hand fest in Christophers in die Reihe, um Ella und ihrem Mann Theo mein Beileid auszusprechen. Ich schaue auf Vilmas Grab und mein Blick gleitet reflexartig nach oben. An der Seite des Höchsten. Vilma ist nun in einer himmlischen Unendlichkeit angekommen, und auch wenn die trauernden Eltern warten müssen, bis sie ihr Kind wiedersehen, ist es für Vilma nur ein kurzer Augenblick. Bis gleich.

Ich setze mich zu Ella auf die Bank, wir umarmen uns lange und ganz fest, streicheln über den jeweiligen Rücken der anderen. Sie dankt mir flüsternd, dass wir gekommen sind, und fügt hinzu, dass doch alles anders geplant war.

Obwohl mein Babybauch zwischen uns ist, hat diese Frau die Größe und Stärke, mich in meinem Zustand, den sie auch ungerecht und gemein finden könnte, anzunehmen, mir zu erlauben, mit ihr zu trauern. Ich bin demütig. Ein Stück des Vorhangs meiner Naivität wurde heruntergerissen. Das Leben auf dieser Welt ist endlich, sollte ein Leben enden, bevor es begonnen hat, schmerzt es die, die sich so sehr auf das ungeborene Leben gefreut haben, unsagbar. Und in diesem Schmerz gibt es Menschen wie Ella, die auf eine Art trauern, die mir bis jetzt nicht bekannt war. So ehrlich, so authentisch und so voller Güte.

Wir lösen uns aus der Umarmung, schauen uns fest in die Augen und Ella berührt sanft meinen Bauch, ein Wind kommt auf, dann ist es still.

Als ich Theo umarme, flüstert er mir ins Ohr, dass unser Baby leben wird, dass wir keine Angst haben sollen.

Fünf Jahre ist das her, inzwischen haben Ella und Theo einen wunderbaren Jungen und ein ebenso wunderbares Mädchen bekommen. Der Verlust von Vilma schmerzt dadurch nicht weniger, doch ihre Kinder stehen stellvertretend für die Zusage, dass Babys auch lebendig geboren werden.

Der Wind, der seinen kalten Atem durch den Schlitz unserer Haustür pustet, lässt mich frösteln und holt mich ins Hier und Jetzt zurück. Mir ist kalt. Zitternd steige ich die Stufen hoch, wische mir meine Tränen am Schlafanzugärmel ab und lege mich neben Mio. Ruhig senkt sich sein Brustkorb. Auf und ab, auf und ab. „O Herr, wie soll ich verstehen, was hier gerade passiert? Wie soll ich deine Wahl annehmen?“

Blut tut gut

Sechs Tage war Philli stationär im Krankenhaus, der Grund des Fiebers wie immer ungeklärt. Heute sitzen wir schon wieder in dem Wartezimmer der Tagesklinik. Warten, warten und nochmals warten. Die Tagesklinik ist voll bis unter die Decke, Kindergeschrei dringt durch alle Zimmer. Eigentlich nur zur Blutkontrolle herbestellt, sind wir schon wieder vier Stunden hier. Phillis Werte sind nicht gut, er leidet unter Anämie und braucht wieder eine Bluttransfusion. Und so warten wir, warten, warten, warten. Als an diesem Tag endlich der letzte Tropfen der dunkelroten Flüssigkeit in Phillis Venen gesickert ist, wischt das Reinigungspersonal schon den Flur und ein Assistenzarzt wartet ebenso sehnsüchtig wie wir, dass endlich Feierabend ist.

Das Dorf

Philli ist heute völlig verdreht und bräuchte dringend mal wieder Kontakt zu Gleichaltrigen. Da wir allerdings die Kita, Spielplätze, Schwimmbäder und Orte, an denen sich mehr als drei Menschen aufhalten, nicht besuchen dürfen und jeder Kontakt zu Kindern immer ein Infektionsrisiko darstellt, ist dieses Bedürfnis gar nicht so leicht zu erfüllen. Ich weiß mal wieder nicht weiter. Und da steht mir unsere Nachbarin Luna zur Seite.

Als Philli vor der Diagnose außer Rand und Band war und ich sein Verhalten nicht einordnen konnte, habe ich mir Rat bei Luna geholt. Eine Frau mit strahlenden Augen und klaren Gesichtszügen, Mutter von drei Jungen und einem Mädchen. Einer Frau, der man nicht viel erzählen kann, die viel erlebt hat und sich immer wieder durch Phasen ihres Lebens kämpfen musste. Durch ihren reichen Erfahrungsschatz versuchte sie einzuschätzen, was bei uns los ist und ich ging mit einer Reihe von Ratschlägen nach Hause. Doch vor allem versicherte sie mir, dass ich völlig okay bin und Philli auch. Das tat gut.

Kurz nachdem wir vom Kinderarzt ins Krankenhaus überwiesen wurden, schrieb Luna mir eine SMS, in der stand, dass ihr Gefühl ihr sagt, dass bei uns irgendetwas nicht stimmt, dass sie sich Sorgen macht.

Ab dem Moment, in dem ich ihr antwortete, dass die Ärzte den Verdacht haben, dass Philli an Krebs erkrankt sei, bot sie ihre Hilfe an, ohne dass wir uns zuvor besonders gut gekannt haben. Obwohl ich selten in solchen Kategorien denke, habe ich das Gefühl, das Gott mir diese Frau zur Seite gestellt hat.

Luna bietet mir an, ihren siebenjährigen Sohn Nael auszuleihen. Er sei garantiert keimfrei und desinfiziert. Ich nehme das Angebot dankend an, Philli muss dringen wieder Dinge machen, die ich als Mutter einfach nicht bedienen kann.

Es klingelt, Nael schlurft mit gewohnter Lässigkeit in unseren Flur, gibt mir allerdings förmlich zur Begrüßung die Hand, ach, ich mag diesen Jungen in seinen Gegensätzen einfach.

Es dauert drei Minuten, da sind die Jungs im Bauwagen verschwunden, mit der Ansage, nicht gestört werden zu wollen. Das ist gut, das fühlt sich normal an. Einmal wieder zwischendurch Kind sein, durch den Garten rennen, Limo schlürfen, Eis essen, Kämpfe mit Axt und Schwert austragen.

Der Besuch eines Nachbarsjungen macht mich so glücklich und zufrieden, wie es gerade sonst nichts auf der Welt machen könnte.

Thrombozytenalarm

Der Wind beugt Gräser, aber bricht sie nicht", das schrieb mir mein Klassenkamerad Ferdinand in der 5. Klasse in mein Poesiealbum. Meine große Schwester war davon überzeugt, dass das heißt, dass er in mich verliebt ist, ich verstand nichts und war überzeugt davon, dass seine Mutter ihm den Spruch vorgesagt hat.

Inzwischen verstehe ich seine Bedeutung besser denn je. Ich werde nicht zerbrechen!

Die Stimmung ist unterirdisch, Philli hat nachts Fieber bekommen, wir mussten mal wieder mitten in der Nacht in die Notaufnahme fahren und befinden uns seit drei Tagen ungeplant im Krankenhaus. Diesmal allerdings wegen Bettenmangel nicht auf der onkologischen, sondern auf der regulären Kinderstation. Das bedeutet, dass ich das Zimmer nur mit einem Plastik-Overall betreten und verlassen darf, um keine Viren und Bakterien mit reinzubringen. Philli darf das Zimmer gar nicht verlassen und ist zudem an den Infusionsständer angeschlossen seit wir hier sind, weil nur bestimmte Ärzte Philli abstöpseln dürfen und diese dafür keine „zeitlichen Ressourcen" haben. Als Folge werden wir permanent auf später vertröstet.

Immer wenn ich das höre, habe ich einen Ohrwurm von einem christlichen Lied aus meiner Kindheit im Kopf. Es geht um einen Mann, der sich nicht „bekehren", also den christlichen Glauben als Lebenskonzept wählen möchte und es immer auf „später" verschiebt: „Später, wann ist das, habe ich ihn gefragt, er hat nur gelacht und hat später gesagt". In der letzten Strophe heißt es „Heute habe ich es in der Zeitung gelesen, später, das ist für ihn gestern gewesen". „Nun ist er in der Hölle!", habe ich als Kind gedacht, war kurz andächtig und habe dann weitergespielt. Verrückt, dieses kindliche Denken.

Gerade haben wir das Blutbild bekommen, Philli braucht mal wieder Transfusionen, diesmal Blut- und Thrombozyten. Ich schaue aus dem Fenster und sehe, wie eine Taube hoch in den Himmel fliegt. Das Gefühl, weg zu müssen, breitet sich wiederholt in mir aus. Raus aus dem Kittel, raus aus dem Krankenhaus, wieder klare Luft atmen. Ich versuche, das Fenster zu öffnen, vergeblich, es ist abgeschlossen.

Mit der Assistenzärztin und der Thrombozytentransfusion kommt meine Ärztinnenfreundin Maja ins Zimmer. Ich schicke ein Stoßgebet in den Himmel, bemerke ein Lächeln in meinem Gesicht. Es ist mir ein Rätsel, wie sie es schafft, ständig bei uns im Krankenhaus zu sein. Sie hat selbst zwei kleine Kinder und einen Job, es muss gerade ein totaler Spagat für sie sein, doch ich frage nicht nach, bin einfach nur zutiefst dankbar.

Philli wird an die Infusion angeschlossen, die Assistenzärztin packt gerade all ihre Tupfer und sterilen Handschuhe weg, als Philli ganz schlapp wird. Ich setze mich hinter ihn auf das Bett, um ihn zu halten, sollte er zur Seite kippen. Was ist hier los? Obwohl mein Herz rast, bin ich ganz sachlich, funktioniere. Ich gucke zwischen Maja und der Assistenzärztin hin und her, keiner kann sich erklären, was gerade passiert. Philli fängt heftig an zu zittern, sein ganzer Körper ist in Bewegung, ich flüstere ihm beruhigende Worte ins Ohr. Er wird immer heißer, fängt an zu glühen und hat rote Flecken im Gesicht. Ich frage die Assistenzärztin, ob es sein kann, dass Philli allergisch auf die Infusion reagiert. Sie gibt keine eindeutige Antwort, möchte sich erst absichern. Maja sitzt hinter der Assistenzärztin, in ihrer ruhigen Art nickt sie langsam und ihre Gestik sagt mir, dass ich Ruhe bewahren soll. Ich weiß, was für eine gute Ärztin sie ist, und habe das Gefühl, dass ihre Anwesenheit kein Zufall ist.

Seit dem ersten Fieberschub flehe ich Gott an uns zu helfen. Ich bitte ihn, Philli zu heilen. Ich bete jeden Morgen, dass er uns Umstände schenkt, die uns entlasten, die die schlimmen Tage weniger schlimm machen. Das ist anscheinend gerade so ein Umstand. Voller Angst sitze ich hier, doch mit jemandem an der Seite, der meine Angst mitträgt, der mir Sicherheit gibt, der mir zeigt, dass wir nicht alleine kämpfen müssen.

Ein weiterer Arzt betritt gemeinsam mit einer Krankenschwester das Zimmer; er begutachtet Philli und kommt schnell zu dem Ergebnis, dass es ein allergischer Schock ist. Nicht dramatisch, nur unangenehm und bei Phillis schon geschwächtem Körper unbedingt zu vermeiden. Die Transfusion wird gestoppt, ein Mittel zur Beruhigung läuft durch den Schlauch.

Als alle wieder draußen sind, sacke ich zusammen, bin mal wieder den Tränen nahe. Philli ist in meinem Schoß eingeschlafen. Maja kommt zu mir und umarmt mich. Ich weiß nicht, welches Gefühl ich zuerst bedienen soll, Erleichterung, Angst, Wut, Verzweiflung. Ich entscheide mich für nichts und ein dicker Gefühlsknoten steckt in meinem Hals. Maja bleibt auf der Bettkante sitzen und macht das, was sie am besten kann; sie erklärt mir, warum es zu allergischen Schocks kommt und was das für die nächsten Schritte bedeutet. Ihre Informationen sind Gold wert. Zum einen kann ich mich einfach darauf konzentrieren ihr zuzuhören, zum anderen gibt mir das Wissen Sicherheit im weiteren Verlauf der Therapie.

Der Impuls wegzufliegen bleibt.

Spreizschritt

Der allergische Schock steckt mir noch immer in den Knochen, inzwischen sind wir wieder zu Hause und das tut gut. Die eigenen vier Wände, der eigene Rhythmus.

Ich stelle mich gerade hin, erinnere mich an meinen Leitsatz „Wir bleiben dieselben", ich suche meinen Kampfgeist, finde ihn, merke aber, wie er kleiner geworden ist in den letzten Wochen. Denn da hat sich noch etwas breitgemacht, die Angst. Sie flüstert mir ins Ohr: „Was kommt noch? Wird Philli doch Hochrisikopatient? Werden wir das als Familie schaffen?"

Ich bin sehr reizbar, gehe schnell an die Decke, die sich summierenden Tage im Krankenhaus setzen mir zu. Der Spagat zwischen totalem Ausnahmezustand und Alltag ist nicht einfach. Am Vormittag umgeben von todkranken Kindern, müden Eltern und einem Sohn an der Hand, der Teil von diesem Alptraum ist. Nachmittags dann Alltag mit beiden Jungs; Mio von der Kita abholen, Äpfel schneiden, Wäsche waschen und unfreiwillig Müttern in der Kita-Garderobe zuhören, die sich über den verregneten Sommer aufregen. Echt jetzt, das ist euer Problem? Ich merke, wie ich anfange zynisch und unfair zu werden.

Und dann gibt es die Jungs, die sich bei all dem Wahnsinn lauthals um ein Auto streiten. Vorhin habe ich haarscharf an Philli vorbei eine Butter an die Wand geworfen, sie machte ein dumpfes Geräusch beim Aufschlagen, ihr Papier platze auf und sie hinterließ auf dem Boden eine dicke Fettspur. Die Situation war so absurd – „Ich bewerfe meinen krebskranken Sohn mit Butter" –, dass wir alle laut lachen mussten.

Gegenwart

Verflixte Chemo, verflixtes Kortison. Phillis Tage bestehen gerade daraus, sehr viel zu essen. Nachdem er wochenlang nichts gegessen hat, dreht sich alles nur noch ums Essen. So fängt das Frühstück mit gebratenem Speck, Eiern und vier bis sechs Scheiben Toast an. Es gibt Tage, da bleibt Philli einfach wie ein dicker Herr am Tisch sitzen, bis es Mittagessen gibt. Kein Spielen, kein Lucky Luke gucken, kein Toben, sondern essen! Immer wieder lache ich über unsere Situation, manchmal von Herzen, ebenso hilflos. Ich habe inzwischen nichts mehr unter Kontrolle, kann nichts planen, versuche es auch gar nicht mehr. Zu oft wurden alle Pläne von einem plötzlichen Fieberschub über den Haufen geworfen.

Vereinzelt erleben wir auch positive Überraschungen. Kurz nach Beginn der Chemotherapie haben wir Phillis Haare kurz geschnitten, aber sie wollen einfach nicht ausfallen. Beständig bleibt jedes Haar auf seinem Kopf und umrahmt sein Gesicht.

Eben saßen wir im Garten und Philli sagt, er will in den Urlaub, er will zelten. Wir sind erstaunt: Ein Wunsch der nichts mit essen zu tun hat. Eine halbe Stunde später hatte Christopher ein Zelt in unserem Garten aufgebaut, ausgestattet mit Schlafzeug und natürlich jeder Menge Proviant. Wer weiß, was morgen sein wird, wie es ihm gehen wird, jetzt wird gezeltet und Phillis Augen strahlen.

Krebspädagogik

Gar nicht so einfach, ein pädagogisches Konzept zu verfolgen, bei so viel Unbeständigkeit. Doch auch in einem Ausnahmezustand wollen Kinder begleitet werden und einem krebskranken Jungen tut es nicht gut, wenn er alles darf. Mio hilft mir immer wieder dabei, im aktuellen Durcheinander unseres Lebens eine kleine Richtlinie zu verfolgen. Schließlich ist er auch noch da und hat das Recht auf Chancengleichheit. Ich muss als Mutter feine Antennen haben, um auszubalancieren, wann eine Sonderbehandlung unumgänglich ist und wo die Grenzen liegen.

Philli beteuert immer wieder, dass er normal sein will, normal wie andere Kinder auch. Deswegen hasst er es, mit mir einkaufen zu gehen. Im Supermarkt muss er nämlich einen Mundschutz tragen. Kombiniert mit seinem momentan kugelrunden Gesicht und den dunklen Ringen unter den Augen ist es nicht schwer zu erraten, was dieses Kind hat. Gerade ältere Menschen lassen nahezu ihre Äpfel fallen und schauen uns mit offenen Mündern nach. Philli verkriecht sich dann zwischen seinem Käppi und dem Halstuch.

Letztens hatten wir eine skurrile Situation in einem Modehaus. Die Verkäuferin guckte Philli, der mal ohne Mundschutz unterwegs war, mit großen Augen an und fragte: „Na kleiner Mann, warum bist du denn nicht im Kindergarten?"

Die Antwort ließ nicht lange auf sich warten: „Ich habe Leukämie, das ist Krebs, ich bekomme Chemo, übergebe mich oft und darf nicht mit anderen Kindern spielen, denn die Viren und Bakterien von denen sind für mich gefährlich!"

Alles gesagt. Die Verkäuferin stand mit offenem Mund da und schob fünf Gummibärchentüten und zwei Malvorlagen über den Ladentisch.

Draußen umarmte ich Philli, der erhobenen Hauptes neben mir ging. Wie mutig er doch war und wie viel besser er oft die Situation managt. „Da haben wir ganz schön abgeräumt", sagte ich lächelnd und wir schlenderten über den Parkplatz.

In dem Moment wurde es mir klar: Das ist meine Aufgabe, dass er ein selbstbewusster, sorgloser Junge bleibt, dass er sich immer wieder normal fühlen darf.

Blitzzufriedenheit

Eigentlich sollten wir gerade auf Langeland in einem kleinen Reetdachhaus mitten in der Natur sein, mit wunderschönem Garten und niemandem um uns herum. Doch die Gegenwart hält uns fest und aus dem Urlaub in Dänemark wird nichts. Eigentlich dachten wir, dass wir trotzdem eine Art Urlaub haben, denn bevor der nächste Chemo-Block anfängt, gibt es eine 14-tägige Pause. Doch Philli ist schon wieder ungeplant im Krankenhaus.

Ich merke, dass es mir immer weniger möglich ist, nach links und rechts zu schauen, meine Mitmenschen wahrzunehmen. Noch weniger ist es mir möglich, nach vorne und hinten zu blicken. Niemals zuvor war ich so sehr im Hier und Jetzt. Der Alltag ist einfach zu herausfordernd, um noch andere Dinge wahrzunehmen. Es ist aber so, dass ich mit gleicher Intensität, wie ich den Krankenhausalltag erlebe, auch erlebe, in meinem eigenen Bett aufzuwachen, es löst ein irres Glückgefühl aus. Das eigene Bett, weich, wohlriechend, ohne fremde Personen neben mir, mit denen ich mir ein Zimmer teile. Ohne all die gluckernden, piepsenden Geräte. Mein Bett, mehr braucht es momentan nicht, um in mir eine Blitzzufriedenheit auszulösen.

Dinge, die mich unter anderen Umständen zur Verzweiflung gebracht hätten, sind jetzt auch nicht schön, aber relativ in ihrer Kraft der Erschütterung. Beispielsweise habe ich letzte Woche die Tür unseres Waschkellers geöffnet und den Boden blutverschmiert vorgefunden. Eine fette Ratte war von einem Heizungsrohr der Decke gefallen. Offenbar hatte sie die ganze Nacht versucht, aus ihrem Gefängnis zu kommen und dabei überall Blutspuren hinterlassen. Das war natürlich eklig, pfui Spinne, jedoch nicht lebensbedrohlich. Also habe ich die Ratte gefangen und den Waschraum geputzt.

Derselbe Keller wurde diese Nacht wegen starken Regens komplett mit Wasser überflutet. Die Holztür hat sich bis zur Hälfte vollgesaugt, in das Regenwasser haben sich Fäkalien gemischt. Irgendein Rohr unseres alten Hauses hat anscheinend den Geist aufgegeben. Tür ausgehängt, Klempner gerufen und wieder den Wischmopp geschwungen.

Neben solchem Alltagskram lernt Mio zwischen Krankenhausclowns und krebskranken Kindern, die in ihren Betten völlig benebelt über den Stationsflur geschoben werden, sprechen. Völlig absurd.

Angst

Ich bin ein nahezu angstfreier Mensch, vielleicht, weil ich naiv bin, vielleicht aber auch, weil ich oft einfach mache, anstatt tagelang abzuwägen. Doch jetzt, wo es nach der kurzen Chemopause wieder richtig losgeht, zieht sich mein Mutterherz vor Angst zusammen. „Chemoritter“ werden die Chemoinfusionen hier auf der Station genannt. Denn dass edle, aber nicht ganz so schlaue Ritter im Körper unermüdlich die bösen Krebszellen zu

Mus hauen und dabei versehentlich auch ein paar gute Zellen erwischen, ist für die Kinder einfach besser zu verstehen als „da läuft jetzt ein sehr starkes Medikament in deinen Körper, das alles Schlechte aber leider auch alles Gute in dir zerstört – wer weiß, ob du jemals wieder wirst wie zuvor."

Chemoritter klingt nach Aktion, nach vorankommen, auf jeden Fall für die Kinder, ich als Mutter kann leider nicht mehr von dieser Verniedlichung geblendet werden. Wir als Eltern tragen die bittere Realität für unseren Sohn und merken, wie die Angst ein immer größerer Bestandteil in unserem Leben wird.

Ich wache nachts auf, atemlos, schaue nach Philli, ähnlich wie ich es gemacht habe, als er ein Neugeborenes war. Bei der kleinsten außerplanmäßigen Komplikation ist die Angst allgegenwärtig, über mir, in mir, überall. Ich habe kein Konzept für den Umgang mit Angst, da ich ihn nicht erprobt habe. Meine Füße stehen auf dem sicheren Fundament meiner Kindheit, die sorglos und frei war.

Ich kann die Male, in denen ich über einen längeren Zeitraum Angst um geliebte Menschen hatte, an einer Hand abzählen.

Beim ersten Mal war ich 15 Jahre alt. Meine kleine Schwester, damals zehn Jahre alt, hatte einen Tumor im Kopf. Über einen Zeitraum von einem Jahr ist sie immer wieder umgekippt. Zwischendurch bestand die Gefahr, dass sie operiert werden und nach der Operation neu sprechen und laufen lernen muss. Ich habe in dieser Zeit meine Mutter oft weinen gesehen. Schlussendlich war der Tumor nicht bösartig und musste nicht entfernt werden. Meine Schwester ist inzwischen dreißig und der Tumor hat ihr nie wieder Probleme bereitet.

Beim zweiten Mal war ich Mitte zwanzig. Ich befand mich am Ende meines Studiums, als ich immer wieder kleine Ausfälle hatte. Mir wurde dann schwindelig, danach fühlte ich mich desorientiert. Meine ältere Schwester entdeckte damals zeitgleich einen kleinen Knubbel in ihrer Brust. Wir schlossen einen Pakt, dass ich in die Röhre gehe, wenn sie sich bei ihrer Frauenärztin untersuchen lässt. Meine Symptome waren ziemlich gruselig, deswegen machten wir uns vor allem um mich Sorgen. Die Kernspintomographie ergab, dass in meinem Kopf alles richtig war.

Bei meiner großen Schwester war es nicht so. Sie rief mich an einem Vormittag im Sommer an. Ich saß gerade an einer Hausarbeit zum Thema „Bipolar erkrankte Menschen und Kinderwunsch – Egoismus oder Grundrecht?“ in unserer Kreuzberger Wohnung und empfand, was ich schrieb, als extrem wichtig und weltbewegend, als mein Handy klingelte.

„Hi.“

„Hi!“

„Die Ergebnisse sind da.“

Pause.

„Ich habe Brustkrebs.“

Pause.

„Okay?!“

„Er ist ziemlich aggressiv.“

„Mhm.“

„Lass uns später noch einmal telefonieren.“

„Okay.“

„Tschüss.“

„Tschüss.“

Meine Schwester wollte nicht sprechen, ich konnte nicht. Meine Stimme war tonlos, mein Herz raste, mir wurde schwindelig, diesen Zustand kannte ich nicht. Ich sank auf den geerbten Perserteppich meines Opas, an dem seit vierzig Jahren das Preisschild hing, weil mein Opa so stolz darauf war, sich so einen Teppich nach all den Jahren des Krieges leisten zu können.

Dort kniete ich und weinte auf den guten Teppich, zunächst tonlos, und als ich meine Stimme wiederfand, schluchzte ich laut.

Meine Schwester war zu dem Zeitpunkt 29 Jahre alt und Mutter eines kleinen zweijährigen Sohnes. Sie musste das volle Programm durchmachen, Operation, Chemo, Bestrahlung, Tabletten.

Meine große, schöne Schwester verlor all ihre Haare, für die sie damals die ganze Realschule beneidet hat. Das war nicht okay. Das fühlte sich scheiße an.

Heute, zehn Jahre später, können wir immer noch nicht darüber reden, ohne zu weinen. Mein Lebensbild wurde erschüttert, ein Stück meiner Naivität ging für immer.

Meine dritte Angsterfahrung betraf Christopher und liegt sieben Jahre zurück. Ihm war immer wieder schwindelig, er hatte Gleichgewichtsstörungen und ihn plagten Übelkeitsattacken. Bei einem Wochenendtrip in Brandenburg stellten wir fest, dass sein Gesicht schief war. Sein Mund ging an einer Seite nach oben und hing an der anderen runter.

Nachdem wir uns zu Hause quer durchs Netz gelesen haben, beschlossen wir, in die Notaufnahme zu fahren. Dort wurden wir von der Dame an der Anmeldung mit den Worten „Sie sehen mir aber nicht nach einem Notfall aus!" begrüßt. Wie charmant.

Ein paar Stunden später, nach etlichen Untersuchungen, wurde Christopher wegen dem Verdacht auf Multiple Sklerose aufgenommen. Dieser bestätigte sich in der darauffolgenden Woche, einer Woche, in der ich meine Gefühle überhaupt nicht im Griff hatte und mich obendrein eine leise Vorahnung überkam.

Ich war zu dem Zeitpunkt mit Philli in der fünften Woche schwanger.

Unser Leben veränderte sich von heute auf morgen. Multiple Sklerose ist eine Autoimmunerkrankung. Die Symptome äußern sich in immer wiederkehrenden Schüben, die wie bei Christophers Fall Lähmungserscheinungen im Gesicht, aber auch in den Gliedmaßen verursachen können. Das Immunsystem greift quasi den eigenen Körper an. Eine Heilung gibt es nicht, nur einen günstigen Verlauf. Bei jungen Patienten bilden sich die Schübe meistens vollständig zurück, je älter der Körper allerdings ist, umso häufiger bleiben neurologische Defizite. Die Schübe können an Intensität gewinnen, der Super-GAU wäre, wenn Christopher Läsionen, also Nervenstörungen bis hin zu Lähmungserscheinungen in den Beinen hätte, die sich nicht mehr zurückbilden und zur Folge haben, dass der Betroffene nur noch eingeschränkt oder gar nicht mehr laufen kann. Wir wissen nicht, was wann auf uns zukommen wird.

Die Behandlung beinhaltete, dass Christopher sich ab sofort jede Woche ein Medikament in den Oberschenkel spritzen musste, damit er wenige, am besten keine Schübe hat. Zwei Jahre lang hatte er als Nebenwirkung jede Samstagnacht grippeähnliche Symptome; Schüttelfrost, Fieber, Mattigkeit. Keine schöne Zeit. Und trotzdem, je weniger Schübe kamen, umso weniger Angst hatte ich um ihn. Mittlerweile ist Christopher auf ein anderes Medikament mit weniger Nebenwirkungen umgestiegen, gravierende Läsionen sind bis jetzt ausgeblieben.

Ausgerechnet jetzt, wo die Angst zu unserem Alltag gehört, habe ich Tage, an denen ich die Angst immer wieder ablegen kann. Tage, an denen wir lachen und atmen können. Nächte, in denen ich die Gewissheit spüre, dass alles gut wird, dass nicht nur wir über unseren Sohn wachen.

Und so erinnere ich mich täglich daran, dass ich abgeben kann, dass ich Gott sagen kann, dass er die nächste Schicht übernehmen muss, weil ich einfach zu müde bin, dass ich meine Sorgen an ihn abgebe, damit unsere Söhne nicht nur eine Mutter haben, die den ganzen Tag mit tiefen Sorgenfalten herumläuft, sondern eine, die ihnen die Sicherheit vermittelt, dass die Sonne immer wieder scheint, auch wenn der Himmel gerade tiefschwarz ist.

Das Unvorhersehbare

Die Blutwerte unseres Sohnes befinden sich im tiefsten Keller und er ist sehr anfällig für Infektionen. Ich habe ausgerechnet, dass wir von den letzten fünf Monaten zweieinhalb Monate im Krankenhaus verbracht haben. Ein Ort, an dem andere über unser Leben bestimmen. Ein Ort des Unvorhersehbaren. Der totalen Abhängigkeit. Das macht mich als Mutter ohnmächtig und wütend, weil ich weiß, dass ich alles geben kann und dann doch alles anders kommt.

Heinrich Giesen sagt: „Weil Gott weiß, was morgen ist, brauchen wir heute keine Angst zu haben." Was für kluge Worte, doch es ist so schwer, sich nicht um morgen zu sorgen.

Ich versuche noch immer, mich an dem Positiven festzuhalten. Nicht zu Veranstaltungen und Feiern gehen zu können, bedeutet auch Reduktion. Das Wesentliche sehen, glücklich damit zu sein, dass wir wenigstens als Kernfamilie das Wochenende gemeinsam verbringen können. Slowfamily eben, einen Gang runter schalten, Zeit haben. Auf einmal wird das Konzept gelebt, ein wenig so, als würden wir auf einmal auf einer abgeschiedenen Insel ohne Uhren und Kalender leben. Ausschließlich der Chemo-Kalender zeigt mir, welches Datum wir gerade haben, oftmals weiß ich allerdings nachmittags nicht mehr, welcher Tag heute ist, denn es ist egal.

Zudem hatten wir in den letzten Monaten so viel rücksichtsvollen Besuch, liebe Menschen, die vorsichtig an unsere Tür klopfen, um einfach nur Zeit mit uns zu verbringen. Kein aufwendiges Kuchenbacken, kein „noch-einmal-schnell-durchsaugen", kein Abenteuer, einfach nur unsere Gegenwart. Ist es nicht das, was wichtig ist im Leben? Menschen, die da sind, wenn man sie dringend braucht.

Wut

„Ich danke dem HERRN um seiner Gerechtigkeit willen und will loben den Namen des HERRN, des Allerhöchsten.[3]

Es tut mir leid, aber ich fühle keine Gerechtigkeit. Gerade bin ich ziemlich wütend auf Gott. Was soll das? Warum müssen wir in dieser sowieso schon unerträglichen Situation auf ein freies Bett im Krankenhaus warten? Warum diese Ungewissheit, wenn die Welt schon schwankt?

Ich will nicht, dass Philli ins Krankenhaus geht, ich will nicht, dass er schon wieder vollgepumpt wird mit Medikamenten, es geht ihm schon schlecht genug.

Doch ich weiß, dass er sterben wird, wenn die Behandlung nicht weitergeht. Er würde sterben, unser Sohn, er wäre dann einfach nicht mehr da.

Trotzdem will ich, dass er hierbleibt, an meiner Brust, in meinen Armen. Und obwohl sich alles in mir gegen einen weiteren Krankenhausaufenthalt wehrt, ärgere ich mich paradoxerweise über die Überbelegung der Station, blöde Ärzte, blödes Krankenhausmanagement. Ich ärgere mich, dass es jetzt nicht weitergeht. Ich weiß, das Krankenhauspersonal trifft keine Schuld, aber ich brauche ein Ventil, ich will rumpöbeln, empört sein, mich beschweren.

Ich will doch einfach nur, dass wenigstens der Chemoalltag eine Beständigkeit vorweist. Ich will, dass es endlich vorbei ist.

Meine Wut schäumt.

Ich glaube weiterhin an Gott, ich glaube, dass er uns begleitet, aber ich verstehe sein Handeln nicht. Wo ist seine Gnade? Ich kann sie in dem Nebel der Furcht nicht finden.

Ann Voskamp schreibt: „Wer ein Kind zu Grabe trägt – oder wer auch nur jeden Tag aufstehen muss, um sein hartes Leben zu leben –, der stellt sich tonlos die Frage, die keiner hört. Kann es einen gnädigen Gott geben? Einen Gott, der Gutes gibt, wenn das Kinderbett leer bleibt, Nacht für Nacht, während Würmer sich durch den Sarg fressen? Wo ist Gott wirklich? Wie kann dieser Gott gut sein, wenn kleine Kinder sterben, Ehen auseinanderbrechen und Träume verwehen wie Staub im Wind? Wo ist die Gnade, wenn Krebs sich ausbreitet, wenn Einsamkeit an der Seele nagt, wenn Teile unserer Persönlichkeit in uns absterben, lautlos, ohne Grund davongetragen werden, wie Erdschichten vom Regen? Wo zeigt sich da die Freude am Herrn? Wo verbirgt sich dieser Gott, der die Erde mit seiner Güte erfüllt? Wie kann ich das Leben in vollen Zügen genießen, wenn ich von so viel Schmerz umgeben bin? Wie kann ich Freude, Gnade, Schönheit, all das Gute wahrnehmen, das zu einem Leben in Fülle gehört, während ich vor Trauer wie taub bin, vor dem Scherbenhaufen meines Lebens stehe und innerlich immer leerer werde, ganz gleichgültig, was ich tue?"[4]

Ich fühle jedes ihrer Worte, frage mich nach all den Monaten des Leids, wann unser Leben wieder lebenswert wird. Leise frage ich mich, wo wir stehen werden, wenn all das hinter uns liegt, ob wir das Licht dann überhaupt noch sehen können?

Bis jetzt war mir in meinem Leben die Sache mit einem liebenden Gott immer klar; Liebe, Gnade, Gerechtigkeit. Alles mir wohlbekannte Worte, aber ich fühle sie nicht mehr, meine Fingerspitzen sind schon lange taub. Wo ist die Gerechtigkeit, wenn Kinder, so rein, so unschuldig, halb erloschen in ihren Betten und Rollstühlen sitzen? Wo? Ich sehe die Liebe nicht.

Du bist mein Vater, du bist der Gott dieser Welt, mach etwas, handle! Wie soll ich Flügel nehmen und fliegen, wie soll ich keine Angst vor morgen haben, wenn ich all diese Kinder sehe, wenn ich unseren Sohn sehe, ihre Schreie in der Nacht höre, leere Augen, verkrampfte Hände. Wie?

Unfrieden

Die Nebenwirkungen sind schlimm. Das Leben geht draußen seinen normalen Gang, während wir um Phillis Leben kämpfen. Der Sommer war verregnet, langsam geht er zu Ende.

Dieser Block der Chemotherapie ist hart. Man sieht förmlich, wie Phillis Körper nach Luft ringt, wie die Krebszellen bekämpft werden und alles andere gleich mit. Er ist ganz gelb im Gesicht, mag nichts essen, nicht spielen. Er leidet unter gemeinen Bauchschmerzen und ist so schlapp, dass wir ihn die Treppe hochtragen müssen.

Bis jetzt schien Philli unverwüstlich; wenn an einem Tag nichts mehr ging, ist er am nächsten schon wieder rumgesprungen. Hundertmal ist er angeschlossen an einen Turm von Geräten mit dem Dreirad über den Stationsflur geflitzt, hat Fangen gespielt, seine Lego-Polizeistation aufgebaut, mich beim Mensch-Ärger-Dich-Nicht dumm aussehen lassen und hat Späße mit dem Krankenhauspersonal gemacht. Er ist zu Hause aus dem Fenster im Erdgeschoss gesprungen und hat damit bei mir fast einen Herzinfarkt ausgelöst, ist auf das Dach unseres Bauwagens geklettert und hat sich auf den Brustkorb getrommelt, ist wie ein Verrückter Fahrrad gefahren, hat Diebe gejagt und ist gerannt, bis ihm der Schweiß die Schläfen runterlief und das Pflaster auf dem Kathetereingang durchnässt war.

Das ist nun anders. Das Haus ist vormittags ruhig, Philli liegt die meiste Zeit auf dem Sofa und guckt Bücher an oder schläft. Er schläft überhaupt überall, auf dem Rücksitz, am Esstisch, auf dem Teppich, vor dem Kamin. Ganz plötzlich von einem Moment auf den anderen, als wenn ihn die Müdigkeit überrollt. Gestern habe ich ihn schlafend auf der Toilette gefunden, den Kopf auf die Beine gelegt, die Wärmflasche eingeklemmt zwischen Oberkörper und Oberschenkel, dunkle Ringe unter den Augen, die Haare ganz strohig, der Atem schwer.

Sein Zustand macht mir Angst.

Es ist als ob er ganz langsam erlischt. Ich merke, wie der Boden immer wieder erschüttert wird, bei jeder Kontraktion verliert mein Überlebenskonzept an Beständigkeit und meine

Überzeugung fängt an zu bröckeln. Vielleicht habe ich mich vertan: Ist es überhaupt möglich, sich in solch einem Ausnahmezustand *nicht zu verändern?*

Gestern wurde ich Zeugin eines Autounfalls. Es hatte geregnet, die Straße war voll nassem Herbstlaub und der Mann vor mir hatte zwar rechtzeitig gebremst, ist allerdings aufgrund der nassen Fahrbahn nahezu ungebremst in das Auto vor ihm gefahren. Sofort stieg eine junge Frau aus, schrie den Mann an, sie war völlig außer sich und ließ sich nicht beruhigen. Schnell wurde klar, dass sie ein Baby hinten im Auto hatte. Sie nahm das schreiende Mädchen auf den Arm und versuchte, es zu beruhigen und fing dabei selbst an bitterlich zu weinen. Ich stieg aus, ging auf sie zu, sagte, ich sei selbst Mutter, und nahm sie und ihr Mädchen in den Arm.

Nebenbei begutachtete ich das Baby. Das Mädchen hatte eine Beule an der Stirn, schien aber ansonsten unversehrt. So standen wir auf der Straße, bis der Krankenwagen kam.

Als ich dastand, eine fremde Frau im Arm haltend, schoss es mir wieder durch den Kopf: „Seid dankbar, anstatt euch zu grämen". Einen kurzen Moment lichtete sich der Nebel und ich sah wieder, unter welch guten Bedingungen wir unseren Kampf führen. Wir leben in einem Land, in dem wir medizinisch sehr gut versorgt werden, in dem die Krankenkasse die kompletten Therapiekosten übernimmt, und ich weiß, dass da eine Menge Geld den Jordan runterfließt. Zudem erhalten wir Pflegegeld, so können wir es uns leisten, dass ich mich um Philli kümmern kann. Das Krankenhaus, in dem wir behandelt werden, gilt als eins der besten in Sachen Kinderonkologie in diesem Land. Die Ärzte und Ärztinnen ebenso wie das Pflegepersonal vor Ort ackern, forschen, konferieren Tag für Tag, um schwer kranke

Kinder zu heilen. Und in den meisten Fällen gelingt ihnen das auch.

Wir können unseren Sohn vollstopfen mit Vitaminen, Mineralien, Kalzium und Co., er schläft in einem warmen Bett, in einem sicheren Zuhause. Wow.

Krebs ist nicht geil und auch kein Spaziergang, aber die Umstände sind verdammt noch mal privilegiert. Denn auch wenn ein Zweibettzimmer ziemlich nerven kann, muss man sich weder um die Hygiene noch um ausbleibende Medikamente sorgen. Und das Beste von allem ist, wir haben unseren Jungen, ganz nah bei uns. Wir dürfen ihn bei allem begleiten, lassen seine Hand nie los.

Auf der nassen Straße stehend war ich meine Sorgen los. Für den Moment wenigstens. Mein selbstverständliches Leben hat mich noch vor Kurzem vieles Gute übersehen lassen, auch ich habe mich aufgeregt über kleine Windböen, doch diese Stimmen sind verstummt.

Gedankenkampf

Nach einem vierzehntägigen Chemoblock haben wir nun ein paar Tage Pause und in Phillis Gesicht kehrt wieder Leben zurück. Er ist zwar blass statt rosig, aber wenigstens nicht mehr gelb. Trotzdem kann ich mich kaum daran erfreuen, meine Gedanken beschäftigen sich damit, dass es nach dieser kurzen Pause genauso hart weitergehen wird.

Gut, dass wir den Gedankenkampf darüber führen müssen und Philli sich dem kindlichen Gefühl hingeben kann, dass seine Eltern die richtigen Entscheidungen treffen werden. Zwischendurch bäumt er sich auf, findet die Situation sehr blöd, schreit rum, macht seinem Ärger lauthals Luft, um dann abends beim Einschlafen in meinen Armen gekuschelt die Anspannung abfallen zu lassen.

In solchen Momenten versuche auch ich, Frieden zu empfinden, es ist so wichtig, dass Philli weiterhin abgeben kann und sich bei uns sicher fühlt, egal, ob er im Krankenhaus ist oder zu Hause, egal, was gerade durch seine Venen läuft. Um ihm das Gefühl zu vermitteln, müssen wir den Kampf weiterkämpfen, und der ist so viel schwerer als alles zuvor in unserem Leben. Oftmals sind Abermillionen Stimmen in meinem Kopf, die an meinen Nerven zehren und mir zuflüstern, was richtig wäre. Gott vertrauen, mit den Ärzten anlegen, Philli rohvegan ernähren, mehr machen, weniger machen, mir wird ganz schwindelig und meistens entscheide ich mich einfach dafür, einen Fuß vor den anderen zu setzen.

Herbst 2017

Glauben

Es ist Sonntag, Christopher war mit Philli heute Morgen in der Klinik, um die Blutwerte abklären zu lassen. Am Sonntag hat das Labor in der Tagesklinik zu, so bekommen wir die Blutwerte nicht unmittelbar, sondern erst Stunden später, wenn wir schon wieder zu Hause sind. Philli wirkt weiterhin müde und schlapp, er legt sich vor den Kamin, rollt sich ein, sofort prüft meine Hand die Temperatur seiner Stirn. Zu warm. Ich messe, 38,1 Grad. Bei 38,5 Grad geht es wieder ins Krankenhaus. Mein Bauch krampft, Mio spielt neben mir Raubvogel oder so was ähnliches, auf jeden Fall kreischt er hoch und laut. Ich bin ungerecht, gehe ihn an, er fängt an zu weinen, ich nehme ihn in den Arm.

Wir können nicht schon wieder ins Krankenhaus, wir kommen von dort und müssen uns in zwei Tagen wieder dort vorstellen. Philli schläft mehr dort als hier.

In meiner aufkommenden Panik schreibe ich Leute an, die einen guten Draht zu Gott haben. Ich bitte sie für uns zu beten, jetzt, unmittelbar. Auch ich fange an zu beten, nehme Phillis Hände in meine und bitte Gott, dass wir nicht schon wieder auseinandergerissen werden. Ich will glauben, vertrauen. Jenifer Girke schreibt in ihrem Buch „Parallelwelten“ zu glauben, dass man nichts tun kann, produziere wahre Heilung: „Meine Hauptaufgabe liegt also darin, das Geschenk, das Leuchten, das Verstehen, das Loslassen, das Neue, das bereits Geheilte einfach anzunehmen."[5]

Annehmen, dass ich nichts ändern kann, es fällt mir so schwer. Ich will kämpfen, etwas machen, den Ist-Zustand beeinflussen.

Eine Stunde später kommt der Anruf aus dem Krankenhaus, die Blutwerte haben sich verbessert, Philli befindet sich nicht im Sepsis-Bereich. Und noch eine halbe Stunde später sinkt die Temperatur auf 36,9 Grad.

Wir können es kaum glauben, ich jubele, nehme Philli in den Arm, halte ihn ganz fest. Philli löst sich aus meiner Umarmung, schaut mich an und sagt: „Mama, vergiss nicht, Gott zu danken!"

Wie recht er hat. Beim Danken frage ich mich, ob konkret für eine Sache beten als Abgeben zählt, wenn das Gebetsergebnis dem entspricht, was man sich erhofft hat. Noch einen Moment hänge ich in den Gedankenseilen, dann halte ich mein Gesicht in die Herbstsonne und erlebe den restlichen Tag in vollkommener Dankbarkeit.

Durchhalten

> *„Halte meine Hand und dann schließ mich fest in die Arme, müde bin ich und ganz schwach vom vielen Starksein."* (bei Instagram gefunden)

Das, was körperlich schon seit einiger Zeit sichtbar ist, ist nun mental zu spüren: Philli kann nicht mehr. Seit fünf Monaten kämpft er gegen den Krebs und seine Kräfte sind aufgebraucht.

Er hat keinen Bock mehr auf die Chemo, er hasst die damit verbundene Übelkeit, er will nicht mehr einen Infusionsständer hinter sich herziehen müssen, nicht tagelang im Krankenhaus eingeschlossen sein, will keine fremden Hände auf seiner Haut spüren, Fragen beantworten, Blut abgenommen bekommen, er will diesen komischen Geschmack nicht mehr auf der Zunge, kein ständiges Blutdruck-Gemesse, kein Pinkeln in die Pipi-Flasche, kein Fieberthermometer unter der Zunge, keinen Mundschutz in der Bibliothek, und vor allem will er nicht mehr hören, dass er zu diesem Geburtstag und jenem Freund nicht darf.

Er will einfach ein fünfjähriger Junge sein. Was für ein demütiger Wunsch, und ich kann ihn nicht erfüllen. Ich kann ihn nur vertrösten, am Ende des Jahres haben wir den höchsten Gipfel bestiegen, dann geht alles hoffentlich ein bisschen leichter und sein Wunsch wird greifbarer.

Doch so richtig glaube ich selbst nicht an meine Worte, es liegt noch so viel vor uns, wie sollen wir das schaffen? Ich erwische mich immer wieder dabei, wie ich den Anblick von Philli nicht ertrage. Zu sehr schmerzt es mich, ihn so zu sehen, zu stark ist das Gefühl der Ohnmacht. Dieser Schuh ist mir zu groß!

Ich kann kein Stück weiterschauen als auf den Schritt, den ich gerade mache, drohe, in diesen schlecht sitzenden Schuhen zu stolpern. Nur der unmittelbare Schritt wird beleuchtet, mehr geht nicht.

Im Alltag bedeutet das, in der ersten Hälfte des Tages nicht an die zweite zu denken.

Urlaubsmoment

Vor fast zwei Jahren haben wir das letzte Mal Urlaub gemacht. Ich will raus, Urlaub machen, ein Gefühl der Unbeschwertheit verspüren. Ich teile den Wunsch Christopher mit. Er ist dagegen, meint, ein Wochenendtrip wäre mehr Stress als Segen.

Seine Aussage ärgert mich und dennoch weiß ich, dass er recht hat. An welchem Ort dieser Welt könnten wir vergessen, wo wir sind?

So bleiben wir zu Hause. Ich bete, dass wir Urlaub in unserem Geist erleben dürfen, dass unsere Körper einen Augenblick ruhen dürfen, und finde mich einen Tag später schlafend vor dem Kamin wieder. Als ich die Augen öffne, sehe ich Philli, wie er mit Christopher und Mio in völliger Zufriedenheit spielt. Was für ein perfekter Urlaubsmoment.

Hausmannskost

> *„Wir sollten mehr Mut haben, denn Gott traut uns ständig zu, mehr zu sein als wir sind.“* (Madeleine L'Engle)

Das klingt gut, erinnert allerdings an Sätze wie: „Gott legt uns nicht mehr auf, als wir tragen können!“ oder: „Jeder bekommt nur so viel, wie er bewältigen kann, die einen mehr die anderen weniger!“

Daran glaube ich nicht.

Ich glaube nicht, dass wir als Familie die Situation besser aushalten können als andere Familien. Allenfalls unterscheiden sich die Resilienzfaktoren und Ressourcen, doch der Schmerz bleibt der gleiche.

Eine Bekannte hat mir kurz nach der Diagnose geschrieben, dass sie das nicht könnte: im Krankenhaus sein, zu wissen, dass der Körper des Sohnes voller Krebszellen ist, die Chemotherapie und so weiter!

Das hat mich wütend gemacht, denn ich kann das genauso wenig wie sie, und andersherum würde sie genauso kämpfen wie ich. In solch einer Situation gibt es keine Wahlfreiheit. Eine Aktion gefolgt von einer Reaktion ist der einzige Weg. Was allerdings möglich ist, ist eine jeweils persönlich andere Art, damit umzugehen. Gehe ich in die Konfrontation? Ziehe ich mich zurück? Wo finde ich meine Kraftinseln? Was ist mein Fluchtpunkt? Was bin ich bereit zu geben?

In der ersten Woche unseres Krankenhausaufenthaltes habe ich von meiner Oma geträumt. Sie stand in ihrer Küche und hat ihr Haar gerichtet, weil dort das Licht besser war als im Badezimmer.

Sie ist schon seit Jahren tot und ich habe sie vor ihrem Tod nur noch an Geburtstagen und Feiertagen gesehen. Ich wohnte in Berlin, sie in einem kleinen Dorf in Niedersachsen.

In meiner Kindheit war meine Oma sehr präsent.

Meine Oma war eine herzliche Frau, die ihre Liebe nicht in Worten, sondern in Form von Essen äußerte. Jeden Sonntag saßen wir als sechsköpfige Familie in der großen Diele an dem Holztisch meiner Großeltern und aßen zünftige deutsche Hausmannskost. Wohlschmeckend und wärmend. Und immer mit Nachtisch.

Ich kann mich nicht daran erinnern, dass ich mit meiner Oma viel gespielt und gekuschelt hätte, doch ich habe mich in den Ferien dort immer willkommen und wohl gefühlt. Und genau dieses Gefühl begegnete mir im Traum. Wie ein Schutzpanzer legte es sich um mich und verursachte dadurch einen Zustand des Geborgenseins.

Unglaublich, dass sich mein Gehirn in einer Situation des völligen Ausgeliefertseins, Jahre nachdem meine Oma verstorben ist, an einem Gefühl der tiefen Sicherheit in meiner Kindheit bedient.

Es gab bei meinen Großeltern keine Ausflüge, keine besonderen Aktionen, es gab zehn Malstifte und einen kleinen Plastikbauernhof mit Tieren. Und einen Garten mit Himbeersträuchern. Trotzdem entscheidet sich mein Gehirn, genau an diesen Ort zu flüchten.

Es ist ein Glück, dass ich so eine Oma und solch einen Ort habe. Es gibt Menschen die länger suchen und am Ende vor dem Nichts stehen.

So gesehen stimmt die Sache mit der Last, die wir aufgeladen bekommen, auf irgendeine Art und Weise. Die Annahme hingegen, dass Gott Menschen, die mehr Last tragen können, auch mehr zumutet, stört mich weiterhin.

Kurz bevor der Theologe Dietrich Bonhoeffer von den Nazis wegen seines Widerstandkampfes inhaftiert wurde, schrieb er zur Jahreswende 1942/1943 einen Brief an seine Familie und Freunde, in dem er Folgendes festgehalten hat: „Ich glaube, dass Gott uns in jeder Notlage so viel Widerstandskraft geben will, wie wir brauchen. Aber er gibt sie nicht im Voraus, damit wir uns nicht auf uns selbst, sondern allein auf ihn verlassen.“[6]

Das ist hart. Gott will uns in schlimmen Zeiten zeigen, dass wir selbst nicht genug sind. Er will uns unsere Abhängigkeit vor Augen führen und uns klarmachen, dass wir absolut Nichts in der Hand haben. Das von all dem, was uns umgibt, was uns Menschen scheinbar stark macht, nichts sicher ist. Nichts hat Beständigkeit. Nicht unser Haus, nicht unsere Autos, unsere sozialen Kontakte, nicht unsere Ehe, nicht die Gesundheit unserer Kinder.

Weiter sagt Bonhoeffer: „In solchem Glauben müsste alle Angst vor der Zukunft überwunden sein" [...] „Ich glaube, dass Gott kein zeitloses Faktum ist, sondern dass er auf aufrichtige Gebete und verantwortliche Taten wartet und antwortet."[7]

Wenn wir nach Bonhoeffer gehen, ist der Schlüssel also, die Angst vor der Zukunft zu verlieren, denn egal, wie gut wir mit Resilienzfaktoren ausgestattet sind, sie werden den Fall aus großer Höhe nicht abfedern können. Der Weg zur Sorglosigkeit führt demnach über ehrliche Gebete und gewissenhaftes Handeln im Alltag.

Häuser anzünden

Phillis Kopf ruht auf meinem Schoß. Ich streichle über sein Haar. Meine aufgefächerten Finger zerteilen Strähne für Strähne. Ein Wunder, dass sie sich noch auf seinem Kopf befinden. Stumpf fühlen sie sich an, als hätten wir sie seit Wochen nur mit Seife gewaschen. Das Gift, das durch seinen Körper fließt, ist spürbar.

Es ist November. Die Tage werden kürzer, die Stunden nicht weniger. Mit Kerzen versuchen wir der Dunkelheit zu trotzen.

Philli dreht seinen Kopf zu mir und schaut mir in die Augen. Sein Gesicht ist fremd; aufgedunsen und blass. Als hätte der Maler bei allem den gleichen Farbton verwendet; Mund, Wange, Stirn alles Ton in Ton. Ich lächle, ich liebe ihn so sehr.

Diese Woche war schwer. Gestern Morgen stand Philli mit vor Zorn glühenden Augen vor mir: „Ich zünde unser Haus an!", drohte er.

In der einen Hand hielt er ein Messer, in der anderen ein Feuerzeug. Ich hatte keine Ahnung, was der Auslöser für seine Wut sein könnte, nicht den blassesten Schimmer.

„Ich meine das ernst, ich zünde jetzt das Haus an!", wiederholte er drohend. Er versuchte, dem Feuerzeug eine Flamme zu entlocken, was ihm misslang. Das machte ihn noch wütender. Um diesen Zorn irgendwo zu lassen, fing er an, mit dem Messer an unserer Wohnzimmertür zu sägen.

„Philli", sagte ich tonlos und kniete mich vor ihm hin, „Ich finde es gerade auch scheiße, so richtig scheiße!"

Momentan bekommt er hochdosierte Chemo und eine große Ladung Kortison. Die Ärzte hatten uns gewarnt: Dieser Abschnitt wird herausfordernd. Müde habe ich gelächelt, was sollte denn jetzt noch kommen? Schlimmer ging es doch gar nicht mehr. Und während ich dort am Boden kniete, traf mich die Erkenntnis wie ein Faustschlag, es ging noch schlimmer.

Philli knickte von einem Moment zum anderen buchstäblich ein. Er ließ Messer und Feuerzeug los und fiel in meine Arme. Dort fing er bitterlich an zu weinen, sein ganzer Körper bebte. „Mama, da ist was in mir drin, in meinem Bauch, das macht, dass ich so bin, ich will, dass es geht, mach, dass es weggeht!"

„Komm!", sagte ich, nahm seine Hand, ging mit ihm die Treppe hoch. Die alten Holzstufen knarzten.

„Ich kann nicht mehr!", sagte er auf der Hälfte der Treppe und sank auf die Stufen. Wieder rollten dicke Tränen über seine Wangen.

„Komm!", antwortete ich und öffnete meine Arme. Er schmiegte sich an mich, ich nahm ihn hoch, trug ihn wie ein Säugling in unser Schlafzimmer. Dort legte ich ihn behutsam ab, deckte ihn zu und schlüpfte mit unter das weiche Federbett.

Ich nahm ihn fest in meine Arme, sagte ihm, dass wir dem Krebs so was von in den Hintern treten. Und während wir dort so lagen, erzählte ich ihm von meinem großen Bruder, wie dieser mir als Fünfjährige mal gesagt hat, ich soll mich vornüberbeugen und den Po in die Höhe strecken. Gesagt, getan. Und dann hat er mir mit den Worten: „Das ist der Arschtritt nach Mexiko!" so was von reingetreten, dass ich durch den halben Raum geflogen bin.

Als der Lacher ausblieb, stellte ich fest, dass Philli eingeschlafen war. Bleich und erschöpft lag er in meinen Armen, die Tränen noch nicht einmal getrocknet.

Auch jetzt sehe ich, wie seine Augenlider immer schwerer werden und sich schließen, sein Atem geht ruhig. Die Sonne scheint durch unsere Weide im Garten und macht Schattenspiele an der Wand.

Es sind nur noch wenige Schritte. Wenn es keine Komplikationen gibt, sind wir in sechs Wochen fertig mit der Intensivtherapie. Vielleicht gibt es sogar ein Weihnachten ohne Chemo. Ich weiß, dass es enden wird, sehe es aber nicht.

Was ich sehe, ist ein kleiner fünfjähriger eingerollter Junge, dessen Flamme immer schwächer wird. Ich sehe, wie ihm das Aufstehen morgens schwerfällt, wie er sich, nachdem er am Frühstückstisch die drei- bis vierfache Menge dessen, was er sonst isst, verdrückt hat, wieder aufs Sofa legt und erschöpft einschläft. Ich erkenne unseren Sohn nicht in diesem Kind, das auf meinem Schoß liegt. Sein Wesen ist benebelt von düsteren Gedanken, sein Körper hat keine Kraft mehr. Geplagt von Motorikstörungen stolpert Philli über seine eigenen Füße, stößt sich, kann seine Füße nicht mehr richtig heben und die Treppe wie ein Zweijähriger nur noch Stufe für Stufe nehmen. Die Enzyme, die durch seinen Körper fließen, zerstören langfristig die Krebszellen, aber gerade auch sein körpereigenes Immunsystem. Die Hände rot und wund, die Augen glanzlos. Das Kortison zerstört sein Gemüt, seine Freude, seinen kindlichen Frohsinn. Schon seit Tagen ist kein einziges Lachen aus seinem Mund zu hören.

Heute Morgen habe ich noch im Bett liegend die Stunden gezählt, wie lange ich Philli so sehen muss. Zwölf Stunden haben unsere Novembertage gerade. Zwölf Stunden, in denen ich unseren krebskranken Jungen versorge, weil ich ihn liebe, weil es meine Aufgabe ist, weil ich nichts anderes tun möchte. Zwölf Stunden ohne Flucht vor unserem Leben, ohne Auszeit von diesem Alptraum, zwölf Stunden abwägen, überlegen, handeln, zwölf Stunden fallen und wieder aufstehen.

In der Nacht bin ich von Geschirrklappern aufgewacht. Völlig verwirrt brauchte ich einige Minuten, um mich zu orientieren. Das Geklapper kam unten aus der Küche. Ich schaute auf die Uhr, zwei Uhr morgens. Benommen tapste ich die Treppe herunter. In der Küche angekommen sah ich Philli, der auf unserer Arbeitsfläche herumkletterte, um sich einen Teller aus dem Regal zu angeln.

Als er mich bemerkte, sagte er mit ernster Miene: „Hallo Mama, ich hab' Hunger, ich decke den Tisch."

„Mein Schatz, es ist mitten in der Nacht!", antwortete ich.

„Das habe ich mir gedacht, denn es ist dunkel. Aber ich muss jetzt essen." Seine braunen Augen guckten verzweifelt.

„Speck?", fragte ich.

„Gern!", erwiderte er.

So gab es heute Nacht um zwei Uhr gebratenen Speck.

Nach dem nächtlichen Mahl lag ich noch lange wach. Wie sollen wir Philli morgen früh wieder eine Ladung Chemotabletten reindrücken? Wie sollen wir ihn ins Krankenhaus fahren, damit er weiterhin von innen zerstört und gleichzeitig gerettet wird? Ich traue mich kaum noch Luft zu holen, weil ich befürchte, dann keinen Atem mehr zu haben. Wie sollen wir das verdammt noch mal machen? Wie können wir unser Kind, unseren Schutzbefohlenen, durch diese Zeit bringen?

Gebrochen

> *„Wer so sehr die Gegenwart Gottes gespürt hat auf dem härtesten Boden, dort, wo es sich am wenigsten leben lässt, wo die Angst wie tausend Asseln kleine Löcher und Lücken sucht, um in einen einzudringen, wer einmal in diesem Feuerkreis, den Gott um einen ziehen kann, gelebt hat, dort, wo jeder anderen Macht der Zutritt verboten wird, der hat keine Worte mehr für Gott. Für den ist Gott wirklicher als ein Stein. Der kann phasenweise nicht mehr diskutieren über die Existenz Gottes, weil es absurd erscheint."* (Esther Maria Magnis)[8]

Ich kann nicht mehr.

Ich bin gebrochen. Mein Mutterherz zerfetzt von dem Schmerz der letzten Monate. Mein Motto „Wir bleiben dieselben!" ist gescheitert. Nackt sitze ich hier. Die Welt, ich spüre sie nicht mehr. All meine menschlichen Strategien liegen zertrümmert vor meinen Füßen. Ich sterbe. Zumindest ist ein Stück von mir gestorben. Wie ein totes Körperglied hängt es an mir und wartet darauf zu verwesen. Ich bin ein Niemand, nur bedingt handlungsfähig, habe unser Leben nicht in der Hand. Mein Kloß im Hals ist so groß, dass jedes Schlucken schmerzt. Krampfartig schütteln mich meine Tränen, bis ich erschöpft ins Nichts schaue. Meine Augen verquollen, mein Blick leer.

Die Erkenntnis traf mich heute mit voller Wucht: Ich kann unseren Sohn nicht retten. Ich kann ihn begleiten, doch ich kann ihn nicht vor dem Tod bewahren. Wumms, was für ein harter Schlag in den Magen, ich muss kotzen.

Ich schaue in den Himmel. Dort ist es schön, im Himmel. Ich merke wie mich eine Todessehnsucht ohne Suizidabsichten packt.

Mir ist egal, was war und egal, was kommt. Die vollkommene Gegenwart. Das ist das Leben. Das Leben auf dieser schlechten Welt. Krieg, Krankheit, Tod, Hass, Neid, das ist die Wirklichkeit. Wir Menschen streben nach dem perfekten Tag, sehnsuchtsvoll leben wir auf den Urlaub hin, weil da alles gut sein wird, perfekt. Der Wunsch nach Schönheit, danach, belohnt zu werden, sich etwas Gutes zu tun, ist gigantisch. Der innere Drang, gesehen, geliebt, geachtet zu werden, ist allgegenwärtig. Wenn ich diesen Job habe, bin ich wer, wenn ich ein Auto (nachhaltig oder schnell) oder, vielleicht aber auch und, ein hyggeliges Ferienhaus in Skandinavien besitze, ein Sabbatical machen kann und mit dem Rucksack durch Asien reise, dann habe ich ein gutes Leben.

Falsch. Das Leben ist schlecht und findet zudem an diesem einen Tag statt. Manchmal ist der Tag scheiße, manchmal ist er gut. Doch der Sinn des Lebens besteht nicht darin, angespannt, mit aller Energie fokussiert auf etwas zu warten, was schön sein könnte, um dann enttäuscht zu sein, weil die eigenen Ziele und Erwartungen, auf die man so lange hingefiebert hat, nicht eingetreten sind, weil sich das Leben einfach nicht nach einem richtet.

Ich fange an es zu spüren. Diese Nacktheit macht mich frei.

„Herr, wenn unser Sohn sterben soll, dann lasse ich ihn los. Ich lege meine Waffen nieder, öffne meine Hände. Bevor ich gesprochen habe, hast du, Gott, schon Lieder über mich gesungen. Wer bin ich, zu meinen, ich hätte mein Leben und das unserer Söhne in der Hand?

Gar nichts habe ich. Der Glaube, aus eigener, menschlicher Kraft handeln zu können, macht mich nur hilflos, ohnmächtig, gelähmt. Ich sterbe, um zu überleben.

Martin Luther hat gesagt: „Es ist Gottes Natur, dass er aus nichts etwas macht, und solange wir nichts sind, kann er etwas aus uns machen.“[9]

Kniend, meine Stirn auf die kalten Fliesen gedrückt, fange ich an zu beten: „Wahrhaftig stehe ich vor dir Vater, ich bin deine Tochter. Lass in mein zerbrochenes Herz Frieden einziehen, denn ich bin am Ende. Ich weiß nicht wie ich den nächsten Tag, wie ich den nächsten Schritt schaffen soll. Ausgezehrt und desillusioniert knie ich vor dir und bitte dich, mich an die Hand zu nehmen und zu handeln. Egal, wofür du dich entscheidest, ich werde mit dir gehen. Amen.“

Winter 2017

Verbündete

Jesus weiß, was Schmerz bedeutet, er hat am Kreuz gelitten, und ich finde das gut. Er kennt das Gefühl, wenn Nägel sich durch die eigenen Hände bohren. Was es einem für unsagbare Schmerzen bereitet, wenn die Füße übereinandergelegt werden und ein langer Nagel mit dumpfen Schlägen hindurchgeschlagen wird. Wie dieser Sehnen zertrennt und das Blut warm zwischen den Zehen hinabsickert. Wie es sich anfühlt, wenn das eigene Gewicht nur von den durch den Körper gebohrten Nägeln an einem Kreuz gehalten wird, Stunde um Stunde. Und der Körper immer erschöpfter wird, bis er irgendwann die Spannung verliert und die Nägel sich, durch den Zug des eigenen Körpergewichts, langsam durch das Fleisch schneiden. Wie sie eine lange, nie wieder heilende blutige Kerbe hinterlassen. Jesus weiß, wie es ist, nackt, verspottet und gedemütigt, von der ganzen Welt verlassen an einem Kreuz zu sterben. Für etwas, das er nicht getan hat.

Dieses Wissen lässt mich weiterhin an ihn glauben. Er weiß, was ich gerade durchstehen muss, denn ja, ich fühle mich, als hätte mich jemand ans Kreuz genagelt. Nachts, wenn die Welt schläft und meine Augen sich nicht schließen wollen, höre ich die dumpfen Schläge des Hammers. Pock, pock, pock. Immer tiefer in mein Fleisch.

Ich will diesen Zustand niemandem mehr erklären müssen, bin es leid, „Alles-wird-gut-Aussagen" zu hören. Das weiß doch niemand, es kann sehr wohl sein, dass gar nichts mehr gut wird.

Im regulären Alltag hoffen wir Menschen auf gutes Wetter und ärgern uns, wenn es am Frühlingsfest der Kita regnet. Scheiß drauf. Wie viel Energie in solch überflüssiges Hoffen und Bangen fließt. Wie wenig denken wir doch daran, dass es die Abwesenheit von Furcht ist, die es ermöglicht, sich um solche Banalitäten zu sorgen.

An manchen Tagen hält mich der Sarkasmus fest in seiner Hand. Dann sinke ich regelmäßig auf das Fell vor unserem Kamin, mache mich ganz klein, umschließe meinen Kopf mit den Händen und frage mich, was das Ganze mit mir macht. Eine verbitterte, von Nägeln durchbohrte junge Frau. „Vater", flehe ich dann, „fülle mein Herz mit Liebe und Hoffnung, damit es weich bleibt, damit ich unseren Kindern eine warmherzige Mutter sein kann, damit ich weiterhin an der Seite meines Mannes stehe, damit ich das Gute erkennen kann!"

Ich entscheide mich immer wieder neu und merke, dass ich in meinem Kampf nicht alleine bin. Ein großes Geschenk, denn in Einsamkeit zu leiden ist so viel schwerer als in Gemeinschaft. Jesus hat in völliger Demütigung und Einsamkeit gelitten. Mir hat er Menschen an die Seite gestellt. Menschen die oftmals schon verstorben, ihr Leid vor Jahrzehnten in Büchern niedergeschrieben haben und mich mit ihren Erfahrungen und ihrem Wissen an die Hand nehmen. Die mir zeigen, dass es schon immer Leid auf der Welt gab und wie man damit umgehen kann, wenn das Leid zäh an einem klebt.

Aber auch Menschen im Hier und Jetzt. Freunde, die uns Kuchen und Bier vor die Haustür stellen, eine kleine Schwester, die uns mit ihrem Neugeborenen im Arm zu nachtschlafender Zeit Döner auf die Station bringt, Großeltern, die sich, wenn man sie braucht, ohne mit der Wimper zu zucken ins Auto setzen und vierhundert Kilometer die Autobahn runterbrezeln, eine Nachbarin, die uns selbstlos im Alltag unterstützt, wo sie nur kann. Diese ganzen Menschen und die Gewissheit, dass Jesus am eigenen Leib gespürt hat, was es bedeutet, zu leiden, halten mein Herz zu diesem Zeitpunkt des unfassbaren Schmerzes warm.

Haare

Lange Zeit galt Philli als das Haarwunder auf der Kinderonkologie: Seine Haare blieben gegen alle Prophezeiungen bis jetzt auf seinem Kopf. Obwohl ich wusste, dass die Wahrscheinlichkeit weiterhin hoch ist, dass sie ausfallen werden, zucke ich zusammen, als das erste Haarbüschel auf Phillis Schulter liegt. Der Winter ist da und unser Sohn verliert sein Fell.

„Philli, deine Haare fallen aus!“, sage ich liebevoll.

„Ich weiß, ich find´s blöd!“, antwortet er monoton.

„Wollen wir sie abrasieren?“, frage ich leise.

„Nö!“, schießt es zurück.

So hinterlässt er seit Tagen überall Büschel und sieht inzwischen aus wie ein gerupftes Huhn. Wie ein krankes gerupftes Huhn. Jedes Mal, wenn ich ihn sehe, höre ich die Schläge des Hammers. Pock, pock, pock. Meine Herzwunde schmerzt, denn ich merke, dass ihn das mit den ausfallenden Haaren stört, er den Gedanken an einen kahlen Kopf allerdings befremdlich findet.

Gerade kam Christopher nach Hause, ging wortlos nach oben

und kam ohne Haare wieder runter.

„Coole haben keine Haare!“, sagte er und zog Philli näher an sich heran.

„Warum hast du das gemacht, Papa?“, fragte Philli verwundert.

„Damit du siehst, wie gut man ohne Haare aussieht und damit die Leute mich anstarren und nicht dich!“, antwortete Christopher mit einer Gelassenheit, die mich sprachlos machte.

„Sollen wir dir nun auch eine ordentliche Frisur verpassen?“, fragte er.

„Okay“, willligte Philli ein.

Und so gingen die beiden nach oben und ich hörte das Summen des Rasierers, und nach zehn Minuten standen zwei Kahlrasierte vor mir. Das war eine Erleichterung für uns alle. Das Zwischenstadium des Haarausfalls ist beendet und auch wenn es brutal erscheint, finde ich es befreiend, zu wissen, dass es nun auch dem Rest der Welt klar sein muss: Dieses Kind hat Krebs!

Das fruchtbare Prinzip des Leids

Mal wieder ein Morgen in der Tagesklinik, das heißt warten, warten, warten, animieren, ablenken, beschäftigen.

Wir sitzen im Spielzimmer und puzzeln, da höre ich Gelächter auf dem Klinikflur. Die Stimme kenne ich doch, denke ich. Da biegt er schon um die Ecke, ein kleiner zweijähriger Wirbelwind, Joscha. Mein Herz geht auf, ich mag ihn sehr. Er und seine Familie begleiten uns seit dem ersten Tag dieser schweren Zeit.

Seine Mutter und ich sind von Beginn an Verbündete. Im normalen Leben hätten wir wahrscheinlich niemals zueinander gefunden, doch die Umstände machen uns zu Leidensgenossinnen. Sie berichtet mir, wie es ihnen geht. Mein Leid spiegelt sich in ihren Augen wider. Ich kann all ihre Aussagen unterschreiben. Auch wir können nicht mehr, die Angst und Müdigkeit liegen in jeder Falte unserer Gesichter. Durchhalten, wir müssen durchhalten – wie ein Mantra wiederholen wir es abwechselnd, reden über die Zukunft, über die genehmigte Reha, über die Zeit, wenn der Katheter endlich raus und damit ein Zeichen gesetzt ist.

Es gesellt sich noch eine Mutter zu uns. Sie und meine Verbündete scheinen sich näher zu kennen. Die Mutter ist aufgebracht. Sie erzählt, dass sie vor zwei Tagen wieder Schwellungen im Bauch ihres Sohnes gefühlt hat, wahrscheinlich geschwollene Lymphknoten, der Horror. Sie ist wütend, regt sich über die Ärzte und ihre Vorgehensweise auf, doch wir wissen alle, dass sie nicht wütend ist, schon gar nicht auf die tollen Ärzte hier. Sie hat Angst, wahnsinnige Angst. Ich kriege einen Kloß im Hals, fühle, was sie fühlt, versuche nicht zuzuhören, suche Puzzleteile. Unmöglich, ich nehme jedes Wort auf. Jetzt erzählt sie von einem Jungen, Clemens, fast dreimal so alt wie unser Sohn – groß, hübsch, smart – wir kennen ihn von der Station, nicht näher, man läuft sich hin und wieder über den Weg. Sie nimmt das Wort „Beerdigung“ in den Mund.

Moment. Halt. Das kann nicht sein. Hier werden Kinder geheilt. Die Quote liegt bei Mut machenden 90 %, deswegen sind wir alle hier, wegen der Heilung.

Ich bin wie gelähmt. Mir wird schwindelig. Ich konzentriere mich auf eine Stelle auf dem Boden. Als ich wieder aufschaue, ist die Mutter weg. Langsam dringt Joschas Lachen durch den Nebel. Vorsichtig frage ich meine Verbündete, ob es sein kann. Sie bejaht, der Junge sei zwischen den Feiertagen verstorben.

Nein, nein, nein, warum Herr, warum?

Ich denke an die Eltern. Eltern wie wir es sind, die einen Jungen geboren, versorgt, erzogen, beschützt, genährt haben. Ich kann mich kaum zusammenreißen, schaue mich um, sehe all die Kinder, die mit ihren kahlen Köpfen beim schnellen Hinschauen aussehen, als stammten sie alle aus einer Familie. Ich versuche, mich darauf zu konzentrieren, dass die Mehrzahl dieser Kinder nächsten, spätestens übernächsten Sommer wieder ein nahezu normales Leben führen kann. Es will nicht richtig gelingen. Ich bete, atme durch, zweifle nicht an einem gnädigen Gott, doch ich bin fassungslos.

Mir gehen Worte von Bonhoeffer durch den Kopf: „Es bleibt ein Erlebnis von unvergleichlichem Wert, dass wir die großen Ereignisse der Weltgeschichte einmal von unten, aus der Perspektive der [...] Leidenden sehen gelernt haben. Wenn nur in dieser Zeit nicht Bitterkeit oder Neid das Herz zerfressen hat, dass wir Großes und Kleines, Glück und Unglück, Stärke und Schwäche mit neuen Augen ansehen, dass unser Blick für Größe, Menschlichkeit, Recht und Barmherzigkeit klarer, freier, unbestechlicher geworden ist; ja, dass das persönliche Leiden ein tauglicherer Schlüssel, ein fruchtbareres Prinzip zur betrachtenden und tätigen Erschließung der Welt ist als persönliches Glück.“[10]

Ich versuche, ein Bonhoeffer zu sein, versuche, an unserer Situation nicht zu verzweifeln, nicht aus Angst zu erstarren oder bissig zu werden. Denn das lässt mein Herz verkümmern und dieses Herz brauche ich – für mich und für unsere Familie. Wie soll ich mit einem verkümmerten Herzen zwei Söhne durch den Tag, durch das Leben bringen?

Wir werden aufgerufen, Blut wird abgenommen und wir fahren wieder heim. Ich nutze die Autofahrt, um zu beten, um „den tauglichen Schlüssel unseres Leids“ zu suchen, von dem

Bonhoeffer spricht. Ich werde ruhiger, meine Abhängigkeit ist mir durch und durch bewusst. Seine Nähe ist mit einem Mal unübersehbar. Ich habe mich wieder. Das dumpfe Gefühl bleibt, doch ich bin mir Gottes Liebe sicher. Er wird uns nicht verlassen: „Alle Sorgen werft auf ihn, denn er sorgt für euch!“[11]

Meine Aufgabe ist es, das nicht zu vergessen. Amen.

Wunden

Philli geht es schlecht. Durch das geschwächte Immunsystem gibt es mehrere Baustellen an seinem Körper. Er hat eine großflächige offene Stelle am Bein, eine Wunde, die sich entzündet hat. Er kann vor Schmerzen kaum laufen. Gestern hat er sich dazu den ganzen Tag übergeben. Ich war da. Habe Erbrochenes aufgewischt, vorgelesen, Kissen aufgeschüttelt, Lucky Luke angemacht, Pizza bestellt.

Als wir völlig erschöpft ins Bett fielen, hat Philli meine Hand genommen und die ganze Nacht nicht losgelassen. Aus Angst vor der Nacht, vor dem Morgen und dem Leben.

Ich bin nachts aufgewacht und war ergriffen über die kleine Hand in meiner, durch die das Blut zirkuliert und sie ganz warm macht.

Unsere Situation ist schlimmer denn je. Doch ich habe endgültig abgegeben. Ich muss mich nicht daran erinnern oder neu entscheiden, ich überlebe, weil ich einen Teil der Last weitergegeben habe, ohne zu bestimmen, wie derjenige, der jetzt damit beladen ist, damit umgeht. Ich kümmere mich um die Dinge vor Ort, versorge unsere Jungs so gut ich kann. Nancy Leigh Demoss[12] nennt das eine irdisch sichtbare Reflektion einer ewigen nicht sichtbaren Realität schaffen.

Das bedeutet: Mit meiner Fürsorge als Mutter schaffe ich unseren Kindern einen Vorgeschmack auf den Himmel. Was für eine wunderschöne Vorstellung, da kratze ich die Zahnpasta mit einer ganz anderen Motivation aus dem Waschbecken.

Schneedecke

Fünf unendlich lange Wochen konnte Philli kaum laufen. Wie ein dicker tibetischer Mönch saß er im Schneidersitz auf dem Sofa und bewegte sich kaum noch fort. Seit wir vorhin aus der Tagesklinik wieder da sind, rennt er durch unser Haus. Er rennt, wackelig, aber er rennt. Die Wunde an seinem Bein beginnt sich langsam zu schließen. Mein Herz läuft über vor Glück. Es durchströmt mich wie ein warmer Fluss und hinterlässt überall in meinem Körper kleine Wellen, auf denen sich die Sonne glitzernd bricht. Dieses glatzköpfige Kind hinterlässt im ganzen Haus ein Lachen, das meinen Ohren nur allzu vertraut ist. Philli, mein Sohn, da bist du wieder.

Erfüllt von dem Glücksgefühl setze ich mich hin, atme tief ein und langsam aus. Schaue aus dem Fenster, die Dezemberwolken hängen tief und schwer über unserem Haus. Dieser Advent unterscheidet sich von allen anderen zuvor. Er ist so schmerzhaft, so herausfordernd, so entwurzelnd und ebenso erdend.

Kein Weihnachtsbasar in der Kita, keine Bastelnachmittage mit einem Haus voller Kinder, kein Krippenspiel in der Kirche, kein Wichteln, kein Fahren über die A2 mit dem Auto voller Geschenke Richtung Oma und Opa, kein „I´ll be home for Christmas“. Auch wenn es diesen Winter noch nicht geschneit hat, habe ich das Gefühl, wir wären in eine dicke Schneedecke gehüllt, abgeschnitten von der Außenwelt, der einzige Kontakt nach draußen ist das Krankenhaus. Ansonsten leben wir als Kernfamilie in einer Höhle, zu der immer weniger Menschen Zutritt bekommen. Alle Geräusche des Weihnachtstrubels sind in der Höhle nicht zu hören. Die Uhren ticken hier anders. Langsamer. Alle Weihnachtsgeschenke sind besorgt, die Kerzen brennen, mehr Vorbereitung bedarf es nicht. Und trotz der gesundheitlichen Unbeständigkeit fühlt sich das leise Leben genau richtig an. Es braucht gerade so wenig. Das Wesentliche ist oftmals so viel weniger als wir meinen, haben zu müssen, und doch so viel mehr, als wir jemals konsumieren können. Kein großes Geschmücke, kein Warten auf den perfekt bestückten Adventstag. Nur wir zusammen vor dem Kamin, ein Buch, lauschende Ohren, ein Versinken in fremde Welten. Die Umstände sind meilenweit von meinem Lebensentwurf entfernt, und doch war es selten so momentintensiv und erfüllend wie jetzt.

Ich bin voller Vorfreude, wenn ich an Heiligabend denke. Wahrscheinlich werden wir den Vormittag im Krankenhaus verbringen und am Abend mit Jogginghosen vor dem Tannenbaum sitzen. Wir werden das essen, worauf unser Kortison-Mäulchen gerade Appetit hat. Mit großer Wahrscheinlichkeit werden Tränen rollen, aus Wut, weil das zu unserem Alltag gehört.

Das klingt wenig festlich, dabei werden wir hier das größte Fest von allen haben. Weil wir die Geburt von Jesus feiern. Innig, voller Liebe. „Also hat Gott die Welt geliebt, dass er seinen eingeborenen Sohn gab, auf dass alle, die an ihn glauben, nicht verloren werden, sondern das ewige Leben haben.“[13]

Wir werden ewig leben! Das Leben auf der Erde ist nur ein Bruchteil von dem, was kommen wird. Und wir Menschen stopfen es voll. Rasen durch die Zeit, gehetzt von Erwartungen, die sich nur in unseren Köpfen befinden.

Unsere Familie wurde ausgebremst und ernährt sich statt von Ruhelosigkeit von Früchtebrot, kaltem Wind in aufgeheizten Gesichtern, von Umarmungen, die keine Worte brauchen, von den Lichtern überall in der Stadt und von unserer Liebe, die bis in die Fingerspitzen zu spüren ist. Ja, ich spüre sie wieder, meine Fingerspitzen.

Von Kinderschreien werde ich aus meinen Gedanken gerissen. Ehe ich reagieren kann, fallen zwei wilde, kleine Jungs unsanft in meine Arme. Unser Wohnzimmer sieht aus wie ein Schlachtfeld. Hier wird ja auch gekämpft!, denke ich, bevor ich die beiden ganz fest an mich drücke.

Flurbegegnung

Es ist Mittwoch, Vorschultag, das bedeutet für uns ein wenig Normalität. Wenn die Blutwerte es erlauben, fahre ich seit Monaten einmal in der Woche mit Philli in die Kita, wo er im Gänsemarsch hinter der Erzieherin zur nebenan liegenden Grundschule geht, um dort zwei Stunden am Vorschulunterricht teilzunehmen.

Am Mittwoch fließen bei mir oft Tränen, unbemerkt, schnell wische ich sie mir dann von der Wange. Philli so zu sehen, wie er mit den anderen Kindern zusammen lacht, lernt und tobt, füllt mein Herz randvoll mit Glück. Wie schnell die Kinder akzeptiert haben, dass er mittwochs dabei ist, ein Blick, ein Hallo und schon wird gespielt. Nachdem er seine Haare verloren hatte, fragte ein Mädchen aus der Gruppe: „Warum hast du keine Haare mehr?“

Schon wollte ich ihm zur Hilfe eilen, es erklären, schützend meine Arme um ihn legen, doch er war schneller: „Ich habe Krebs und muss starke Medikamente nehmen, die haben meine Haare ausfallen lassen. Im Sommer sind sie wieder da!"

„Okay!", antwortete das Mädchen, zuckte mit den Schultern und spielte weiter.

So einfach? So einfach!

An diesem Mittwoch bin ich müde, die letzten Tage waren sehr anstrengend, ich bin froh, Philli für einen Moment abgeben zu dürfen und bin mir sicher, auch er genießt die Zeit ohne mich.

Die Vorschullehrerin ruft alle Kinder in den Klassenraum, es wird still.

Ich richte mich im Flur ein. Plötzlich geht das Deckenlicht aus. Ich sitze im Dämmerlicht und krame in meinem Rucksack. Heraus fische ich ein Stück Pappe, das wie eine Ziehharmonika gefaltet ist, darauf stehen Gedichte von Jeannette Mokosch. Ich habe sie von einer Freundin geschickt bekommen und noch keine Zeit gehabt draufzugucken.

Ich fange an zu lesen, die Stille verdichtet sich, ich habe das Gefühl, da steht jemand hinter mir, ich lese weiter, die Gedichte berühren meine geplagte Seele. Mein Atem stockt, als ich folgende Zeilen lese:

„In Sekunden dreht sich
die Welt für mich ein Stückchen schneller, ich sehe den Sturm, schrieb dies Gedicht, der Horizont wird heller.
Denn aus der Ferne sehe ich
das Ufer! Land in Sicht!
Trockne meine Tränen ab
und fürchte nimmer mich.
Mit einem Bild im Herzen,

hat mein Schiff ein Ziel,
ich überwinde Wachstumsschmerzen, der Lebenssturm wird still."[14]

Heiß laufen nun die Tränen über meine Wangen. Dort sitze ich, eine Mutter, deren Sohn an Krebs erkrankt ist, die Tag für Tag gegen Angst, Sorge und Verbitterung ankämpft und inzwischen ganz müde ist vom vielen Starksein.

In all meiner Schwachheit erhalte ich diese Worte, ich weiß, was sie bedeuten, ich habe keinen Zweifel daran, wer hinter mir steht und gerade zu mir spricht: Gott!

Deutlicher könnte er es nicht formulieren: „Land in Sicht!" Er nimmt mich in den Arm, schaut mir tief in die Augen und sagt: „Katharina, euer Sohn lebt, er lebt!" Sanft nimmt er meine zu Fäusten geballten Hände in seine. „Lass los!", flüstert er, „ich sorge für euch, ich gebe dir Kraft, vertraue mir, ich werde dir Flügel wie Adler geben, sodass du fliegen kannst und nicht mehr matt wirst." (Jesaja 40, 29)

Ich nicke, ich werde es versuchen. So viel ist passiert, so viel liegt auf meinen Schultern. Sechs Wochen lang haben wir in unserer Ahnungslosigkeit geglaubt, Philli leide unter „Wachstumsschmerzen", wenn er nachts schreiend und nass geschwitzt aufgewacht ist.

„Ich überwinde den Wachstumsschmerz, der Lebenssturm wird still."

Der Gott, der Himmel und Erde erschaffen hat, kommt zu mir in den dunklen Flur einer Grundschule, setzt sich auf einen Kinderstuhl, um mir das zu sagen. Ich bin überwältigt!

Winter Anfang 2018

Heiliger Optimismus

Wie erwartet waren wir an allen Weihnachtsfeiertagen in der Tagesklinik. Mal zur Wundversorgung, mal um eine Bluttransfusion zu bekommen oder zur Blutabnahme. Auch Silvester und Neujahr haben wir in der Tagesklinik verbracht. Exakt vier Tage waren wir im Dezember nicht im Krankenhaus.

Ein Aufenthalt auf der Station war Gott sei Dank nicht vonnöten. Obwohl Phillis Temperatur immer wieder an der Grenze war und wir einige Male kurz davorstanden, den Koffer zu packen, um auf der Station aufgenommen zu werden.

Ja, es ist schwer. Ja, ich bin dankbar, dass wir Weihnachten gemeinsam zu Hause feiern durften. Mein Wunsch nach einem gemeinsamen Fest hat sich erfüllt, nur wir vier, zu einer Einheit verschmolzen. Es war laut, wuselig, andächtig, wie auch in anderen Häusern der Stadt. Und doch war es ganz anders. Es gab nichts Unausgesprochenes; wir wussten, wie es um uns steht.

Diese Einigkeit ist nicht gleichzusetzen mit Harmonie.

Es gab Auseinandersetzungen, Unstimmigkeiten zwischen Christopher und mir. Der Unterschied zu einem Vorher lag darin, dass wir sie nicht bis aufs Blut ausgefochten haben, jeder auf seinem Standpunkt beharrend. Dass uns die Erkenntnis, es könnte nichts mehr sein wie zuvor, immer klarer vor Augen stand. Dieses Wissen erfüllt uns nicht mehr mit Angst, sondern mit Demut. Wer weiß, was sein wird, wer weiß, ob es noch ein Weihnachtsfest zu viert geben wird, lasst uns uns an diesem Augenblick erfreuen! Dieser Gedanke steht über allem.

Mein Kalender für das neue Jahr sagt mir, dass 85 % der Dinge, über die wir uns sorgen, nie eintreffen. Die restlichen 15 % können wir meist wesentlich besser lösen, als wir es uns zutrauen. Weiter heißt es: „Plane dein Jahr achtsam, also mit Hochmut und Optimismus."

Bei uns ist das Unheilvollste eingetroffen. Somit starte ich nicht mit Hochmut ins neue Jahr, sehr wohl aber mit Optimismus. Mit einem Optimismus, der mir Lebenskraft gibt, der abends neben mir im Bett liegt und mir mit festem Blick versichert, dass es gut werden wird. Auch wenn gut bedeutet, vor einem leeren Kinderbett zu stehen. Philli loszulassen wäre das Grausamste, was ich mir vorstellen könnte. Und dennoch weiß ich, dass Gott gut ist. Er würde Philli zu sich nehmen, es würde ihm viel besser gehen als hier, in den Armen seiner Mutter. Es ist mein Schmerz, nicht seiner. Ich kämpfe aus rein egoistischen Gründen um sein Leben.

Philli hat mir schon vor Wochen seine Sicht vom Tod mitgeteilt. Darin kamen keine Wörter wie „Angst" und „Schmerz" vor. Er möchte uns, seinen kleinen Bruder, seine Eltern bald wiedersehen. Als ich ihm das versicherte, weil die Zeit hier auf der Erde verglichen mit der Ewigkeit ein Wimpernschlag ist, war er beruhigt. Sterben löst bei ihm nicht die Panik aus, die ich verspüre. Bei ihm ist es eher eine Neugier und das Bedürfnis, zu wissen, dass ich ihn gehen lassen würde.

Der Optimismus schaut mir immer noch in die Augen, er weist mich an, aufrecht zu gehen, Rückschläge hinzunehmen und erhobenen Hauptes meinem verfeindeten Gegenüber die

Stirn zu bieten. Ich werde es versuchen, bei all den Rückschlägen, die gerade auf uns niederprasseln. In Hiob 2,10 steht: „Sollen wir das Gute aus Gottes Hand nehmen, das Schlechte aber ablehnen?"

Das Böse annehmen heißt akzeptieren. Will ich akzeptieren, dass der Körper unseres Sohnes plötzlich voller böser Zellen war, Zellen, die ihn schwer krank gemacht und ohne Chemo aufgefressen hätten?

Eigentlich kenne ich die Antwort. Auch wenn es emotional nicht verständlich ist, habe ich es schon lange akzeptiert: Leiden ist das Fundament für Gottes Gnade. Hätte ich nicht akzeptiert, dass es Leid und Not in der Welt gibt, so gäbe es keine Ruhe in meinem Herzen. Eine Ruhe, die ich für diesen langen Weg brauche. Zwischendurch bäume ich mich auf, bin wütend, laut, merke wie die Wut elektrisierend durch meine Adern fließt. Ich weine, schreie, flehe, hoffe und werde erhört. Nicht nur einmal konnte ich in den letzten acht Monaten den Segen Gottes spüren, ihn sehen, ihn anfassen.

„Du stellst meine Füße auf weiten Raum." (Psalm 31,9) In unserem Lebenschaos stehen meine Fußsohlen, beschwert durch die Liebe Gottes, fest auf dem Boden.

Obwohl alles stagniert, die Blutwerte schlecht sind und unsere Hoffnung, dass wir Weihnachten mit der Intensivtherapie fertig sind, zerschlagen wurde. Es gibt aktuell kein Datum, wann wir fertig sein werden. Eventuell Mitte, vielleicht aber auch Ende Januar. Phillis Körper muss sich erst einmal wieder regenerieren, um wieder vollgepumpt werden zu können. Der Termin für die letzte Punktion wurde schon viermal verschoben. Jedes Mal rücken wir mit der Hoffnung an, dass es das letzte Mal sein wird. Jedes Mal habe ich einen schlechtgelaunten, hungrigen Jungen auf dem Schoß, wenn ich die Nachricht entgegennehme, dass es auch heute nichts wird und es in drei Tagen den nächsten Punktionsversuch geben wird.

Wir hängen fest: gedanklich, bildlich, tatsächlich. Mir war nicht bewusst, was so ein kleiner Körper alles bekommen kann, wenn er kein Immunsystem mehr hat. Alles an und in ihm ist auf irgendeine Art entzündet, sein ganzer Körper wund. Der Prozess der Heilung bedarf Zeit und Geduld. Was für ein ernüchternder Start in ein neues Jahr. Menschlich gesehen ja, doch ich spüre den beständigen Blick des heiligen Optimismus auf mir. Stark ist, wer das Gute nicht aus den Augen verliert.

Hoffnung

> *„Das Ende ist offen, das sagt nur, der nicht glaubt und aufgehört hat zu hoffen."* (Jeanette Mokosch)[15]

Ich bin noch völlig benommen. Die letzte Punktion hat stattgefunden. Ab heute sind wir offiziell fertig mit der Intensivtherapie. Ich will es von der Kirchturmspitze schreien. Auf der Station gibt es leider keine Möglichkeit, diesen Meilenstein zu verbildlichen. Im Flur sollte eine Seemannsglocke hängen, die die Kinder laut läuten, um allen herum zu zeigen: Ich habe es geschafft und bald wirst auch du die Glocke läuten können. Ich habe es hinter Phillis Namen auf die Anmeldetafel geschrieben. „Phileas IST DURCH MIT DER INTENSIVTHERAPIE!!!", steht da in dicken Buchstaben.

In zwei Wochen beginnt die 15-monatige Erhaltungstherapie mit oraler Chemo. In vier Wochen haben wir den OP-Termin zur Katheterentnahme. Dann guckt kein Schlauch mehr aus Phillis Brust.

Es fühlt sich völlig surreal an. Ich bin froh. Und doch mischt sich unter mein Glücksgefühl Unbehagen. So lange haben wir diesen Tag als Fixpunkt gesehen, als den Tag, an dem der große Berg bestiegen sein würde. Jetzt, wo wir auf der Spitze stehen und ins Tal schauen, sehe ich, wie lang der Weg des Abstieges ist, sehe Hindernisse, Unebenheiten. Weiter unten macht der Weg einen Knick und ich kann nicht erkennen, was danach kommt. Ich weiß nicht, wie wir am Fuße des Berges ankommen werden.

Ich ahne, auch der weitere Weg wird nicht leicht. Wir haben es noch nicht geschafft. Die Welt um uns herum jubelt, ich bekomme Nachrichten, Briefe, Anrufe. All unsere Lieben feiern diesen Tag mit uns, und obwohl ich den Augenblick des Durchatmens genieße, sehe ich den langen Weg vor uns, den es noch zu gehen heißt.

Immer noch bin ich leer, ein Gefäß, das behutsam befüllt wird. Randvoll soll es werden mit Gottes Liebe, Gnade und Hoffnung. Mein Gefäß soll überlaufen, damit ich den Inhalt teilen kann. Zu lieben ist leichter, wenn man selbst geliebt wird, auf Gnade zu vertrauen gelingt, wenn man Gnade erfährt. Mit der Hoffnung verhält es sich anders. Hoffen fällt einem nicht schwer, solange man weiß, dass es gut ausgehen wird. Wenn es außer Frage steht, dass die Geschichte gut endet.

Der Theologe Fulbert Steffensky sagt: „Hoffen lernt man dadurch, dass man handelt, als sei Rettung möglich. Hoffen heißt, darauf vertrauen, dass es sinnvoll ist, was wir tun. Hoffnung ist der Widerstand gegen Resignation, Mutlosigkeit und Zynismus.“[16]

Jedes dieser Worte lebe ich in dieser schweren Zeit. Nicht, weil ich so stark und klug, nicht, weil ich so eine tolle Mutter bin, sondern weil Gott die Kraft in mich hineingelegt hat. „Denn er fügt zwar Wunden zu, aber er verbindet sie auch. Er zerschlägt, aber seine Hände heilen auch. Er rettet dich wieder und wieder aus deiner Angst, wendet immer neu ein böses Ende von dir ab.“[17]

Er heilt, Gott heilt, nicht so, wie ich es mir in meinem menschlich-rationalen Denken ausmale, er befreit Philli nicht von seinem Leid, schließt nicht unmittelbar seine Wunden, weil Philli ein Teil des Leides unserer kaputten Welt ist. Ich weiß es, habe es verstanden. Und ich gebe ab und kämpfe dennoch den Kampf des Krebsalltages, weil ich unseren Sohn sonst allein lassen würde. Und Gott sieht mich in unserem alten Brandenburger Haus, in das immer wieder Ratten schlüpfen und in dem die Heizung laut zischt und blubbert. Er sieht eine erschöpfte Mutter, die jeden Tag für ihren Sohn betet, für den sie ihr Leben geben würde. Er sieht mein Verfehlen, meine Bereitschaft, er hört meine ehrlichen Worte, mein wimmerndes Gebet. Er sieht meine Hoffnung, die in den kleinsten Vorzeichen das Gelingen vermutet, wie es Fulbert Steffensky formuliert. „Sie [die Hoffnung] ist vielleicht die stärkste der Tugenden, weil in ihr die Liebe wohnt, die nichts aufgibt, und der Glaube, der den Tag schon in der Morgenröte sieht.“[18]

Wie schön das klingt: „Eine Hoffnung, in der die Liebe wohnt.“ Ich fasse neuen Mut.

Katheterparty

Unser Haus platzt aus allen Nähten, der Flur ist vor lauter Jacken und Schuhen kaum noch passierbar. Alle sind gekommen, die Familie, unsere Freunde, alles Menschen, die uns auf dem Weg begleitet haben.

Es sind so viele, dass ich den Überblick verloren habe, immer wieder zieht mich jemand an seine Brust, um mich fest zu umarmen. Die Stimmung ist manisch, heute wird nicht palavert, sich über den anstrengenden Job oder den nervigen Nachbar aufgeregt. Heute wird gefeiert, alle freuen sich mit uns, zwischendurch bade ich in den Gefühlen der anderen, sie tragen mich.

Und während ich mein Gefühlsbad nehme, zupft mich Philli am Ärmel. „Mama, wollen wir jetzt unsere Rede halten?"

Einen Abend zuvor haben wir spontan beschlossen, etwas sagen zu wollen, so ganz offiziell, wie ein Bürgermeister. Ich nicke. „Gern!"

Wir stellen uns aufs Sofa, um einen Überblick zu bekommen. Was für ein Gewusel! Ich rufe laut „Hallo!", und die Menge verstummt langsam. Als alle Augen auf uns gerichtet sind, verschlägt es mir die Sprache. Wie in einem Theater stehe ich auf der Bühne, schaue in die erwartungsvollen Augen meines Publikums und bekomme kein Wort heraus. Unweigerlich sehe ich das letzte Jahr vor meinem inneren Auge und bleibe an dem Moment im Aufwachraum des Krankenhauses vor ein paar Tagen hängen, als Phillis Katheter aus der Brust entfernt wurde.

Ich sitze auf einem Holzstuhl am Krankenhausbett, Phillis Hand fest in meiner, an seinem Körper hängen viele Schläuche. Überwachungsgeräte piepsen und surren in den unterschiedlichsten Tonlagen. Um mich herum sitzen Mütter und Väter und halten die Hände ihrer Kinder, die ebenfalls wie Philli langsam aus der Narkose erwachen. Ich schaue mich um; eine heterogene Gruppe. Wir sind nicht gleich alt, nicht gleich groß, haben nicht den gleichen sozialen Status, nicht das gleiche Geschlecht, nicht die gleiche Hautfarbe. Was uns verbindet, ist die

Liebe zu unseren Kindern. Jeder einzelne Elternteil hier liebt auf seine Weise, will, dass sein Kind lebt, dass die Operation gut verlaufen ist, dass es bald wieder herumrennen kann.

Die Mutter, die mir gegenübersitzt, hält die Hand ihres Säuglings, der in einem Eisenbett liegt. Unzählige Schläuche gucken aus dem kleinen Körper raus. Die Mutter hat ihren Kopf an die Gitterstäbe gelehnt, sie weint. Sie gibt keinen Ton von sich, doch ich sehe, wie ihr stumm die Tränen über die Wangen laufen. Sie blickt auf, schaut mich an. Ich lächle. Mein Lächeln sagt: „Ich weiß was du fühlst!"

Sie lächelt zurück, hat verstanden. Egal, ob diese Mutter im Alltag viel oder wenig arbeitet, egal, ob das Kind geplant war, ob sie den Vater des Kindes liebt, der Haushalt zwischen ihnen gleichberechtigt aufgeteilt ist, egal, wie stressig ihr Leben sonst ist, in diesem Moment ist alles nebensächlich, es zählt nur ihre Liebe zu dem Kind, das so schwach und verletzlich vor ihr liegt.

Und während ich mein eigenes Kind anschaue, wird es mir klar: Wir sind Beschenkte, wir alle in diesem Raum. Denn wir durften durch all den Schmerz das Wesentliche erkennen, in diesem Moment zwischen tönenden Geräten, mit Desinfektionsgeruch in der Nase haben wir es verstanden: Liebe. Liebe ist der Schlüssel. Wer weiß, wie lange der Moment der Erkenntnis anhalten wird, wann wir abschweifen werden und das Wesentliche wieder durchsichtiger werden wird, weil wir neidvoll auf den Teller der anderen schauen, weil wir unzufrieden sind mit den Nichtigkeiten unseres Lebens. Doch heute sind wir gerettet, heben ein Stück von dieser Welt ab, einer Welt, die so schmutzig ist. Wie in einer Schutzatmosphäre erleben wir, wie es ist, wahrhaftig zu lieben. Stumm wünschen wir uns, dass auch das Kind im Nebenbett aus der Narkose erwacht, dass es keine Schmerzen hat, dass es zurückkehren kann in ein Leben voller kindlicher Leichtigkeit.

Philli drückt meine Hand und reißt mich aus meinen Gedanken: „Los Mama, sag etwas!"

Okay, dann los. „Meine Lieben, dieser prachtvolle Junge neben mir hat gekämpft, er und seine Chemoritter haben den Krebszellen mächtig eingeheizt. Und sie haben den Kampf gewonnen. Im Moment sind keine Krebszellen mehr in diesem starken Jungenkörper zu finden. Das wollen wir mit euch feiern, wir wollen essen und trinken bis wir platzen, wir wollen spielen und toben, bis wir aus der Puste sind!"

Ich schaue Philli an. Das ist sein Augenblick. Mit lauter Stimme sagt er: „Meine Damen und Herren, Sie werden es nicht glauben, aber dieses Stück Schlauch hat bis vor wenigen Tagen in meinem Körper gesteckt." Er nimmt seine Hände hinter dem Rücken hervor und hält einen kleinen durchsichtigen Plastikbecher hoch, in dem ein Stück des Katheterschlauchs steckt. Unsere Freunde und Familien brechen in Jubel aus, alle klatschen, trampeln mit den Füßen. Ich schaue auf Philli. Sein Gesicht strahlt, genauso hatte er sich seinen Auftritt vorgestellt.

Als der Applaus verstummt, setze ich noch einmal an; ich möchte den Menschen danken, die hier sind. Sie haben uns getragen, ohne ihre Unterstützung ständen wir heute nicht so gerade auf dem Sofa.

Ich öffne meinen Mund, will meine zurechtgelegte Dankesrede starten. In diesem Moment sehe ich meine Mama, sie weint, sie steht neben meinem Papa, auch er hat Tränen in den Augen, daneben meine Schwestern, sie halten sich an den Händen, sie sehen alle so müde, so ausgezehrt aus, ein Spiegel meiner selbst. Mein Blick gleitet weiter, ich sehe Ella mit ihrer Tochter auf dem Arm, meine Nachbarin Luna mit ihren vier Kindern an der Seite. Ich sehe die Erzieherin, die vor Kurzem in Rente gegangen ist und die sich letztes Jahr in der Kita über ihren Aufgabenbereich hinaus hingebungsvoll um unseren kleinen Mio gekümmert hat. Ich sehe die Leute aus unserer Kirche in Kreuzberg, die unablässig für uns gebetet haben, sehe meine Schwiegereltern, die unsere Jungs so lieben und akzeptiert haben, dass ich in der schlimmsten Zeit aufgehört habe zu reden. Ich sehe das Lächeln meiner Ärztinnenfreundin Maja, sehe Phillis Urgroßvater, der schnell zu Boden schaut, damit man nicht sieht, wie gerührt er ist. Sie alle waren da, bedingungslos. Ich schlucke schwer. „Danke!", ist das einzige was ich rausbekomme, bevor ich vom Sofa steige.

Sintflut

Wir sind alle noch ganz beseelt von der Party. Es ist, als hätten wir damit ein Zeichen gesetzt. Noch immer steht das Willkommensschild mit der Aufschrift „Willkommen zur ‚Der-Katheter-ist-raus-Party'" auf der Bank neben unserer Haustür.

Seit der Party sind nun ein paar Wochen vergangen. Zwischenzeitlich hatte Philli seinen ersten Infekt mit Fieber, bei dem wir nicht ins Krankenhaus mussten. Es erschien uns fast fahrlässig, nicht zu fahren. Das ist nur ein kleines Stück des wiedergewonnenen Alltags, in dessen Routine wir uns erst einfinden müssen.

Seit der Infekt ausgestanden war, hatte Philli einen großen Wunsch: Er wollte so schnell wie möglich wieder in die Kita gehen. Sobald die Ärzte in der Poliklinik (wir sind inzwischen aufgestiegen, von der Tages- in die Poliklinik) uns grünes Licht gäben, wollte er wieder zur Kita gehen, „normal sein", eine Aussage, die er schon fast wie ein Mantra wiederholte.

Anfang dieser Woche war es dann so weit. Nach knapp einem Jahr der Isolation durfte Philli endlich wieder die Kita besuchen. Ich hatte uns angemeldet und im Vorhinein ein kurzes Gespräch mit einer der Gruppenerzieherinnen gehabt.

Als wir morgens bereit zum Losgehen sind, weiß ich nicht, wer aufgeregter ist, Philli oder ich. Philli hat mich gebeten, einen Moment zu bleiben, dann aber auch zu gehen, wenn er mir ein Zeichen gibt, schließlich ist er ein Vorschüler und somit einer der Großen im Kindergarten. Mal wieder bin ich beeindruckt von seinem Mut und seiner Selbstständigkeit. Und er hat recht mit seiner Befürchtung, dass ich nicht gehen könnte.

Ich hatte bisher noch nie ein Problem damit, unsere Kinder ein Stück gehen zu lassen, mich zurückzuhalten, darauf zu vertrauen, dass sie auch ohne meine Hand zu halten laufen können. Bis jetzt hatte ich aber auch noch kein schwerkrankes Kind, das von einem anderen Punkt startet als die anderen, das sich ein Jahr lang in einer Parallelwelt aufgehalten hat.

Wie werden die anderen Kinder auf seine Glatze reagieren? Wie lange wird es dauern, bis er wieder integriert ist? Wie anstrengend werden die Tage für ihn? Wie belastbar ist sein Immunsystem? All diese Fragen gehen mir durch den Kopf und ich versuche sie wegzuschieben, um Phillis Wunsch Raum zu geben. Er möchte gehen und das ist es, was zählt, der Rest wird sich zeigen, wenn wir losgegangen sind. Einmal durchatmen, ein Stoßgebet und es geht los.

Wir kommen pünktlich zum Morgenkreis und ich sehe sofort die Blicke der Erzieherinnen, beziehungsweise, ich sehe, wie extra nicht geguckt wird, was künstlich wirkt und sich dadurch unangenehm anfühlt. Philli bekommt das nicht mit, er stürzt sich direkt auf seinen besten Kumpel Piet, der wild mit den Armen rudert, um neben sich Platz für Philli im Stuhlkreis zu schaffen.

„Es läuft, ganz ruhig!“, sagt meine innere Stimme. Trotz dieses kläglichen Versuchs der Selbstregulation bin ich überhaupt nicht ruhig, sondern völlig aufgewühlt. Gerade noch haben wir um das Leben dieses Jungen gekämpft und jetzt sitzt er hier, zwischen all den anderen Kindern, als wäre nichts gewesen. Doch der Schein trügt, ich weiß es. Dessen ungeachtet ist es völlig in Ordnung, dass er hier ist.

Der Morgenkreis beginnt. Das Gemurmel hört auf, vereinzelt werden Gesichter der Kinder von Erzieherinnen nach vorne gedreht. Ich spüre sofort einen Kloß im Hals.

Von Beginn an war ich mit vielen Methoden dieser Kita nicht einverstanden. Allerdings waren wir damals in Not. Hochschwanger saß ich im Büro der Kita-Leitung und habe gezittert, ob wir den Platz überhaupt bekommen. Sechs Wochen vorher hatten wir ein Haus im Berliner Speckgürtel gekauft, die Ereignisse hatten sich seitdem überschlagen und nun standen wir kurz vor unserem Umzug von Kreuzberg nach Brandenburg.

Wir haben den Platz bekommen und ich war froh darüber, so fremd in unserer neuen Heimat wenigstens einen Anlaufpunkt zu haben. Nach wenigen Wochen wurde jedoch deutlich, dass Philli ganz anders tickt als der Rest der Kinder in der Krippe. Ohne zu murren, ließen alle hier beim Essen ihren Teller auf dem Lätzchen stehen. Wie festgebunden saßen sie da und schaufelten die Nahrung in sich rein. Philli war zu dem Zeitpunkt gerade drei Jahre alt geworden, aß schon lange ohne Lätzchen und hatte keine Lust so zu essen. Mit diesem Verhalten sprengte er den Rahmen und galt schnell als „aufmüpfig". Ich habe ihn damals ein paar Wochen vor den Sommerferien rausgenommen, weil ich den Status des Querulanten als völlig unverhältnismäßig empfand und merkte, wie ungern Philli die Kita besuchte. Meine Hoffnung war, dass es in der neuen Gruppe im Elementarbereich besser werden würde. Und es wurde besser, nicht die Methoden, sondern die Freundschaften zu zwei, drei anderen Kindern. Das war Phillis Welt, eine richtige kleine Kita-Clique, und dass die Erzieherinnen bis auf ein paar wenige Ausnahmen ein völlig überholtes Betreuungskonzept hatten, störte Philli wenig. Er wollte spielen und toben, hielt sich an die Tagesstruktur und überhörte einfach die oftmals irritierenden Aussagen der Erzieherinnen.

Meine Strategie war es, ihn so wenig wie möglich in die Betreuung der Kita zu geben und bei Dingen, die für uns gar nicht gingen, ein Gespräch mit den Erziehrinnen zu suchen. Ein Kita-Wechsel stand immer wieder zur Debatte, doch es gab nicht viele Alternativen. So entstand während der zwei Jahre, die Philli diese Kita besuchte, ein starkes Band des Vertrauens zwischen Philli und mir. Er sagte, wenn ihn etwas sehr störte, wenn er sich ungerecht behandelt fühlte, und ich sprach daraufhin mit seiner Gruppenerzieherin Meike, einer Perle in dem Kita-Team, die mit ihrer liebevollen Art und ihrem Gespür für die Bedürfnisse der einzelnen Kinder ein wichtiger Grund dafür war, warum wir blieben. Philli hat in der Zeit gelernt, dass wir als Eltern da sind und uns für ihn gerade machen, wenn er uns braucht. Wir durften in dieser Zeit lernen, dass Philli sich sehr gut einschätzen kann und weiß, wann er uns braucht und wann nicht.

Auf genau diese erlernten Fähigkeiten vertraue ich bei der erneuten Eingewöhnung unseres fast sechs Jahre alten, krebskranken Jungen.

Im Morgenkreis wird über die Sintflut gesprochen, bis ins Detail wird erzählt, welche Tiere Noah mit auf die Arche genommen hat. Ich werde unruhig; der Morgenkreis ist gleich vorbei und Phillis Rückkehr wurde noch mit keiner Silbe erwähnt. Ich sitze außerhalb des Kreises, sehe wie Phillis Finger aufgeregt an dem Plastikbehälter nesteln, in dem sich sein Katheterschlauch befindet. Ich sehe, wie die Kinder neugierig Philli betrachten, ganz ungeniert starren sie ihn an. Die Kinder, die Philli noch nicht kennen, fragen sich, wer ist der Neue? Die alten Bekannten fragen sich, warum hat der keine Haare, was hat er da in der Hand, wie geht es ihm? Und die Erzieherin quatscht weiter über Elefanten, Gnus und Schlangen. Ich fass es nicht.

Und dann, endlich, am Ende ihrer Tieraufzählung, dreht sie sich zu Philli und sagt: „Heute haben wir ein Kind bei uns, das lange nicht mehr da war. Hallo Phileas, schön, dass du wieder hier bist. Und nun teilt euch bitte in die Räume auf!"

Punkt.

Hä? Habe ich etwas nicht mitbekommen? Hat *sie* etwas nicht mitbekommen? Wir waren nicht drei Monate auf Rucksacktour in Australien, wir haben verdammt noch mal um sein Leben gekämpft! Entsetzt von so wenig pädagogischem Einfühlungsvermögen bin ich kurz davor, den Morgenkreis zu stürmen. Da meldet sich Philli selbst zu Wort und ich bin sprachlos. Einige Kinder sind schon aufgestanden, der Morgenkreis beginnt sich aufzulösen, da stellt er sich hin und verkündet mit lauter Stimme, den Plastikbecher in der Hand hochhaltend: „Dieses Stück Schlauch steckte fast ein ganzes Jahr von hier", er zeigt auf seinen Hals, „bis hier", er geht runter zu seiner Brustwarze, „in meinem Körper!"

Die Kinder schauen mit offenem Mund staunend auf den Schlauch. Die Erzieherin, die den Morgenkreis durchgeführt hat, wendet sich Philli zu: „Danke Phileas, das können wir ja mal später besprechen, jetzt teilen sich bitte alle Kinder in die Spielräume auf. Wer will in den Baumarkt?"

Ich bin fassungslos. Mein Blick wandert zu Philli. Ein paar seiner alten Kita-Freunde haben sich um ihn geschart, die Kinder, die ihn nicht kennen, halten respektvoll Abstand und schauen neugierig. Er lächelt, ich sehe in seinem Blick die Zufriedenheit über seinen Mut. Er macht mir das vereinbarte Zeichen, dass ich gehen soll. Ich zeige eine Zwei, was bedeutet, in zwei Stunden bin ich wieder da.

Kaum im Auto wähle ich die Nummer meiner Mutter, erzähle ihr unter Tränen vom Unvermögen dieser Kita, ich motze, schimpfe, meckere. Nach dem Telefonat ist der erste Dampf abgelassen und ich versuche, mich darauf zu konzentrieren, dass mein Gefühl nicht gleich das Gefühl unseres Jungen ist. Darüber hinaus stelle ich mich darauf ein, dass ich von dieser Kita nichts erwarten darf, keine Hilfe und auch kein Auffangen.

Als ich Philli abhole, ist er völlig geschafft, körperlich an seiner Grenze, mental glücklich. Und ich bete für Frieden, wieder einmal für Frieden in meinem Herzen, für Kraft, für Mut, für all den ganzen Kram. Raus mit der Wut, raus mit dem Zynismus, haut ab aus meinem Herzen.

Spätabends klingelt mein Handy, es ist Phillis Gruppenerzieherin Meike. Sie fragt wie es Philli geht, wie es mir geht, wie wir den Einstieg empfunden haben. Ich antworte ehrlich, dass ich den Wiedereinstieg katastrophal fand, sage ihr, dass ich mich allein gelassen fühle, dass ich auch nicht weiß, wie man ein Kind nach so einem schweren Jahr wieder in den Alltag integriert. Dass es keinen Ratgeber dazu gibt, keine Freundin oder große Schwester, die mir erzählt, wie es bei ihrem krebskranken Kind war. Wir als Familie stehen auf völlig fremdem Boden und jeder erwartet von uns, dass wir wüssten, was zu tun ist. Ich weiß es nicht, ich hätte so gern jemanden, der mich an die Hand nimmt, gehe stattdessen Stück für Stück, habe offene Ohren und ein offenes Herz für die Bedürfnisse von Philli.

Meike und ich telefonieren noch lange, überlegen, was Philli guttun würde. Und auch wenn eine einzelne Person nicht das

Konzept und die Aura einer ganzen Einrichtung ändern kann, bin ich froh, wenigstens eine Weggefährtin auf diesem steinigen, unüberschaubaren Abschnitt zurück ins Leben zu haben.

Gemeinschaftssinn

Philli geht mittlerweile seit ein paar Wochen in die Kita. Es macht ihn glücklich. Dennoch kostet es uns alle viel Kraft. Mühsam versuchen wir, in der normalen Welt wieder Fuß zu fassen. Philli stellt immer wieder fest, dass er körperlich mit den anderen nicht mithalten kann, dass er schnell aus der Puste und motorisch wackelig ist.

Außer Meike hat sich weiterhin keine der Erzieherinnen die Mühe gemacht zu verstehen, vor welchen Herausforderungen ein krebskrankes Kind im Alltag steht. Dass wir nicht einfach da weitermachen können, wo wir aufgehört haben.

Wahrscheinlich würde ich mich vollkommen hilflos fühlen, wenn sich nicht etwas Unerwartetes eingestellt hätte, etwas, mit dem ich überhaupt nicht gerechnet habe. Seit unserer Rückkehr hat sich hinter mir ein kleines Heer von Müttern aufgebaut. So richtig begreifen kann ich das noch nicht, denn ich wurde hier ohne Wenn und Aber in einen Kreis aufgenommen, der für mich vor Phillis Diagnose unsichtbar war. Der Kreis der I-Mütter. Integrations-Mütter, Mütter, deren Kinder aufgrund einer geistigen und/oder körperlichen Behinderung einen Integrationsstatus in der Kita haben.

Schon in der ersten Woche ist eine Mutter auf mich zugekommen, hat sich getraut zu fragen, wie es uns geht. Obwohl wir vorher nie über private Dinge gesprochen haben, war da auf einmal kein Grund mehr, ihr nicht ehrlich zu erzählen, wie schwer alles für uns ist, wie fremd wir uns in den Fußstapfen unseres vorherigen Lebens fühlen. Die Empathie, die mir entgegenschlug, war immens. Sie erzählte mir ebenfalls ihre Geschichte. Erzählte, dass es bei ihrer vierjährigen Tochter Olivia bei der Geburt Komplikationen gegeben hat, dass Olivia als Baby unzählige Male operiert wurde und dass sie auch jetzt immer noch oft im Krankenhaus sind. Wahrscheinlich wird Olivia nie rennen und toben können wie andere Kinder, aber es ist schon ein großes Geschenk, dass sie ein paar Schritte eigenständig gehen kann.

Ich dankte ihr für ihre Offenheit und fühlte mich von ihr verstanden. Wenn ich sie beim Bringen oder Abholen der Jungs traf, fühlte es sich gleich leichter an.

Kurze Zeit später sprach mich eine weitere I-Mutter an. Ihre Zwillinge sind beide körperlich behindert, das eine Mädchen sitzt im Rollstuhl, das andere kann nur mit Mühe Silben formen. Jeden Morgen, wenn sie die beiden bringt, sehe ich, was für ein großer Aufwand es für sie ist, die Zwillinge, einen Rolli und weiteren Versorgungsbedarf in die Kita zu schleppen. Diese Mutter fragte mich geradeheraus wie es uns geht: „Wahrscheinlich alles sehr schwierig oder?“

Auch sie erzählt mir ihre Geschichte, benennt offen und ehrlich ihre Ängste und Sorgen, ohne sich dabei zu beschweren. Ich bin tief bewegt von der Odyssee, die sie hinter sich haben und davon, wie gut sie sich in ihrem Alltag eingerichtet hat. Am Schluss ihrer Erzählung gibt sie mir noch Tipps bezüglich des Schwerbehindertenausweises und der Pflegestufe.

Nachdem mich eine dritte I-Mutter anspricht und mir bei Bedarf ihre Hilfe anbietet, kann ich meine Tränen nur schwer zurückhalten. Ich bin tief berührt und beschämt. Ich hatte mich schon längst entschieden, meinen Zorn gegenüber der Kita wie einen Schutzschild vor mir herzutragen und hätte dabei beinahe die offenen Arme an diesem Ort übersehen.

Es sind nicht die Erzieherinnen, die Gott uns an die Seite stellt, es sind die Mütter. Frauen, die wissen, was es heißt, Angst um das Leben des eigenen Kindes zu haben, die wissen, wie es sich anfühlt, wenn Menschen glotzen oder bewusst wegschauen, weil das eigene Kind anders aussieht als man sich Kinder vorstellt. Frauen, die es aufgegeben haben, sich zu erklären, die zu oft die Erfahrung gemacht haben, dass sie doch keiner versteht. Und genau diese Frauen nehmen, mich in ihren Kreis auf, verzeihen mir, dass ich noch vor Kurzem auch jemand war, der nichts von ihrer Lebenswirklichkeit verstanden hat. Und auch jetzt verstehe ich nur bedingt, so richtig versteht nur jede selbst die eigene Geschichte. Aber ich kann nachspüren und mitempfinden.

Es ist so, als würde ich auf einmal ihre Sprache verstehen. Ich bin in eine Welt eingetaucht, die aus Katheterinfektionen, antiseptischen Lösungen und sterilen Kompressen besteht, aus dem Bereitstellen von Medikamenten und Ausfüllen von Anträgen, und in der einem das Krankenhaus genauso vertraut ist wie das eigene Zuhause. Aber auch aus Zusammenhalt, gegenseitiger Wahrnehmung und Unterstützung. Und wieder einmal wird mir bewusst, dass Gott unermüdlich daran arbeitet, Leid in Gnade umzuwandeln. Nicht immer so, wie wir uns das vorgestellt haben; oftmals braucht es einen Moment, um den Segen zu erkennen. Und auch wenn das Leid dadurch nicht unmittelbar kleiner wird, ist ein gesegneter Weg leichter zu beschreiten.

Wärme

Heute wurden mit dem zuständigen Arzt die nächsten Schritte besprochen und es bleibt wie befürchtet: Vorbei ist hier noch lange nichts. Ich sitze im Behandlungszimmer der Poliklinik mit einem verrotzten Mio auf dem Schoß, der seine Schnoddernase in meinen Pulli schmiert. Christopher neben mir, der Philli auf dem Schoß hat und vergebens versucht, ihn zu beschäftigen. Ernüchtert folgen wir den Worten des Arztes. Phillis Immunsystem wird durch die Chemo auf 80 % gehalten. Die Blutwerte dürfen nicht zu schlecht und nicht zu gut sein. Zu viel Chemo attackiert das Immunsystem, zu wenig Chemo lässt die Leukozyten ungehindert steigen, diese wiederum bergen das Risiko in sich, Leukämiezellen zu entwickeln. Das klingt weiterhin nach Unbeständigkeit. Ich weiß nicht, was wir erwartet haben.

Die Sommerurlaube meiner Kindheit habe ich fast alle an der Ostsee verbracht. Wir haben zu sechst in einem kleinen Wohnwagen mit Vorzelt gewohnt und es uns gut gehen lassen. Wenn ich mir heute die Bilder anschaue, bin ich verwundert darüber, wie schlecht das Wetter häufig war und wie spartanisch wir gewohnt haben. Doch das ist mir als Kind nie aufgefallen.

Allerdings erinnere ich mich, wie wir, oftmals noch klamm vom letzten Bad im Meer, geschützt und eingehüllt in Handtüchern im Strandkorb saßen und meine Mutter in den wolkenbehangenen Himmel geschaut und mit überzeugendem Ton gesagt hat: „Schaut mal Kinder, dahinten wird es schon heller, gleich kommt die Sonne raus!"

Allein ihre Behauptung hat mich die Sonnenstrahlen fühlen lassen und mir wurde gleich ein bisschen wärmer. Meine Mama wird es schon wissen, habe ich gedacht. Und wenn die

Sonne nicht rauskommt, wird sie dafür sorgen, dass mir auf eine andere Art und Weise warm wird.

Ich denke, mit dem Ende der Intensiv- und dem unmittelbaren Beginn der Erhaltungstherapie verhält es sich ähnlich. Ich sehe die Sonne nicht, aber ich möchte sie so gern spüren, will, dass sich die Wolken beiseiteschieben und wir endlich unsere ausgezehrten, frierenden Körper in die wärmenden Strahlen halten können. Und über dem Frust, dass ich die Sonne nicht sehen kann, vergesse ich, auf die sanfte, beständige Stimme zu hören, die mir sagt, dass die Sonne bald rauskommen wird. Ich vergesse, darauf zu vertrauen, dass es einen Gott gibt, der dafür sorgt, dass mir auch ohne Sonne warm wird. Wieso kann ich ihm so schlecht vertrauen? Ich habe in den letzten Monaten oftmals Segen erfahren. Dennoch kämpft mein Geist dagegen und ich muss mich jeden Tag dafür entscheiden, an einen Gott zu glauben, der meine Worte hört, der handelt, auch wenn wir es nicht sehen können.

Fritz Reuter sagt: „So egal und so sacht fließt kein Lebenslauf, dass er nicht mal gegen einen Damm stößt und sich im Kreise dreht, oder dass ihm die Menschen Steine ins klare Wasser schmeißen, na, passieren tut jedem was – und er muss dafür sorgen, dass sein Wasser klar bleibt, dass Himmel und Erde sich in ihm spiegeln kann."

Was für ein schönes Bild, ein Wasser, in dem sich Himmel und Erde spiegeln können.

Die Kunst besteht also darin, dass das Wasser klar bleibt, auch wenn allerhand Müll, Schmutz und Leid hineingeworfen werden. Dass fortwährend eine Selbstreinigung stattfindet, die ich aus eigener Kraft gar nicht leisten kann. Vertrauen, akzeptieren, empfangen, heilen.

Party

Dumpf dringt der Bass in mein Ohr. Es ist laut, heiß und voll. Es ist gut. Weit weg von unserem belastenden Alltag.

Christopher und ich sind im Berliner Nachtleben unterwegs. Unser Geist muss dringend ausbrechen. Die Musik macht es unmöglich, sich zu unterhalten, das passt gut zu meinem Gemütszustand.

Dankbar nehme ich den Kurzen entgegen und leere ihn mit einem Zug, brennend sickert der Schnaps in meinem Körper. Ich merke, wie ich mich entspanne. Hier erwartet niemand, dass ich mich um ihn kümmere, der einzige Sinn liegt heute Nacht darin, zu trinken und zu tanzen.

Ich werde albern, ausgelassen. Christophers Hand umschließt fest die meine, wir gehören zusammen, wenn wir abstürzen, dann gemeinsam.

Der Abend nimmt seinen Lauf; wir treffen Bekannte, Freunde, umarmen uns, brüllen uns unverständliches Zeug in die Ohren. Noch ein Kurzer. Ich tanze, lasse los.

Mir ist klar, dass diese Flucht nur dem Moment dient. Dass mir das hier nachhaltig nichts bringt. Doch der Drang, meiner Sorgenfalte endlich einen Augenblick der Entspannung zu bereiten, überwiegt. Mir war nicht klar, wie viel Schmerz man verspüren kann, ohne zusammenzubrechen.

Jetzt will ich nichts spüren. Noch ein Kurzer.

Jemand tippt mir auf die Schulter, ein vertrautes Gesicht schaut mich an. Jana, eine Bekannte aus einem anderen Leben.

Lichtblitze zucken durch den Raum, Kondenswasser tropft von der Decke.

Ich sehe es sofort in ihren Augen, das Entsetzen, den „Oh-mein-Gott-euer-Sohn-hat-Krebs-Blick“.

Sie umarmt mich, lange, ihr Körper fängt an zu zucken. Sie weint. Sie weint Tränen der Fassungslosigkeit über unser Schicksal auf meine Schulter.

Ich bleibe stehen, streiche reflexartig tröstend über ihren Rücken.

Das Lied erreicht seinen Höhepunkt, die Leute drehen durch. Kurze Pause, dann setzt der Bass ein, Ekstase.

So stehe ich dort, zwischen hüpfenden Leuten, kann mich selbst kaum halten und merke, wie ich unter dem Gewicht des oberflächlichen, egoistischen Schmerzes meines Gegenübers drohe, zusammenzubrechen.

Ich löse mich aus der Umarmung, gebe ein Zeichen, dass ich pinkeln muss.

Tür zu, Schlüssel umgedreht. Das war's, ich bin fertig mit dem Abend.

Ich lehne mich gegen die Wand, mein Kopf dröhnt, erst so langsam wird mir klar, was ich gerade erleben musste.

Meine Beine zittern, ich setze mich auf den Klodeckel, Übelkeit steigt in mir hoch. Ich will nach Hause. Ich ziehe meine Beine unters Kinn und umschließe sie mit meinen Armen. So sitze ich dort eine halbe Ewigkeit. Hin und wieder rüttelt jemand an der Tür.

Dann höre ich jemanden meinen Namen rufen. Es ist Christopher, er sucht mich. Ich nehme all meine Kraft, stehe auf, drehe den Schlüssel um, öffne die Klotür. Er steht genau vor mir, nimmt mich in den Arm. Ich will nach Hause. Er nimmt meine Hand, lässt sie nicht los. Wir gehen durch die tanzende Menge, das Treppenhaus runter, hinaus auf die Straße, hinein ins Taxi.

Berlin zieht an mir vorbei. Ich fühle mich so scheiße. Die Menschen sind so scheiße. Noch ehe ich den Gedanken zu Ende gedacht habe, habe ich mich entschieden.

Wenn ich nicht durchdrehen will, dann muss ich mich von

Menschen fernhalten. Nur noch ein ganz enger Kreis darf Zugang zu meinem Herzen haben. Menschen, für die es selbstverständlich ist, dass sie sich gerade nicht in meinen Armen auszuruhen haben. Da ist genau für zwei Menschen Platz, für unsere Söhne. Alle anderen müssen sich um sich selbst kümmern. Müssen schauen, wie sie mit der Situation klarkommen. Ich will ihre Tränen nicht sehen, ihre Gedanken nicht hören.

Unserer Nachbarin, einer Rentnerin, sonst immer für einen Plausch am Gartenzaun zu haben, bin ich in den letzten sieben Monaten exakt einmal begegnet. Das war kurz nach der Diagnose. Als ich ihr bestätigte, dass die Gerüchte in der Nachbarschaft über unseren Sohn stimmen, hatte sie Tränen in den Augen und frischgezogene Möhren aus ihrem Garten in den Händen. Aus Verlegenheit hat sie mir diese einfach in die Hand gedrückt, mir kurz zugenickt und ist dann in ihrem Haus verschwunden.

Ich sehe, wie sich die Gardinen bewegen, wenn ich den Müll rausbringe, sehe, wie sie schnell im Haus verschwindet, wenn ich vor unserem Haus einparke.

Ich danke ihr für die Maßnahme des Rückzuges, denn so stehe ich nicht in der Pflicht zu reagieren, das ist so kräftezehrend. Es verletzt mich nicht, denn ich habe eine gute Handvoll Menschen, die mir zur Seite stehen. Menschen, die sich nicht abwenden, auch wenn sie außer müden Blicken nichts von mir bekommen. Die bleiben, die mich tragen, mir gerade alles verzeihen. Beständig und bedingungslos.

An diese Menschen denke ich, während das Taxi der kalten Winterluft trotzt und das Gebläse mir warm ins Gesicht pustet. Meine Hand von Christophers fest umschlossen. Ich bin so müde.

Wurzeln

Ich bin ausgebrannt, keine neue Erkenntnis, doch nun ist noch nicht einmal mehr Glut in mir zu finden. Kurzerhand beschließen Christopher und ich, dass ich mich noch heute Abend ins Auto setze und zu meinen Eltern fahre.

Auf der Autofahrt ins Weserbergland singe ich laut mit, beschimpfe Autofahrer und merke, wie ich Kilometer für Kilometer den Krebsalltag hinter mir lasse. Die winterliche Abendsonne taucht alles in ein friedliches Licht. Auf der Hälfte der Strecke mache ich Pause, steige auf einem Rastplatz aus und atme die kalte Februarluft ein. Die Autobahn dröhnt hinter mir und für einen Moment drohe ich wegzusacken. Hier, auf dem dreckigen Rastplatz bei Braunschweig stehe ich allein, unbeobachtet, muss nicht funktionieren und spüre meine Schwachheit in ihrer Gänze. Die kalte Luft lässt mich schaudern, ich steige wieder ein und lasse den Motor an.

Meine Eltern stehen schon an der Haustür, als ich in die Straße meines Elternhauses einbiege. Hier, in dem dreitausend-Seelen-Dorf bin ich geboren und aufgewachsen, bin durch die Felder und Wälder hinter unserem Haus gestreift. Auf der immer noch nicht geteerten Straße habe ich Radfahren gelernt, das Unkraut zwischen den Steinen der Auffahrt habe ich Sommer für Sommer auf einem Rollbrett sitzend rausgezupft. Manchmal als Strafe, manchmal als ein Anteil, den es zum Familienleben beizusteuern gab. An dem rechten Fenster der oberen Etage des verklinkerten Hauses klebten öfters Reste von Erdklumpen, die mir die Dorfjugend nachts an das Fenster geworfen hat, um mich für einen nächtlichen Streifzug aus dem Haus zu locken.

Nach meinem Auszug mit knapp 19 Jahren bin ich an den Wochenenden hin und wieder zurückgekehrt, um nach zwanzig Minuten und einem Streit mit meiner Mama wutentbrannt die Tür hinter mir in Schloss zu werfen und abzurauschen. Notfalls mit dem Daumen am Straßenrand, weil kein Bus mehr aus dieser kleinen Welt fuhr. Damals kam mir alles zu eng vor.

An diesem Wochenende sehne ich mich nach dieser Enge, nach Beständigkeit, nach jemandem, der sich um mich kümmert.

Der Kies knirscht unter den Autoreifen als ich vor dem Haus parke, der Haselnussstrauch wiegt sich ohne Blätter im Wind. Ich mache den Motor aus, mein Papa kommt mir entgegen, nimmt mir meine Tasche ab, ich gehe hinter ihm her, stolpere in die Arme meiner Mama.

Sie riecht so gut, schon immer. Ich verkrieche mich in ihren Locken. „Komm rein, wir haben mit dem Abendbrot auf dich gewartet!“, sagt sie, nimmt mich an die Hand und schließt die Tür hinter mir.

Wie immer ist das ganze Haus in ein warmes Licht getaucht, Kerzen stehen auf dem kleinen Tisch in der Küche. „Wir machen es uns jetzt richtig gemütlich“, sagt meine Mutter und vervollständigt den liebevoll gedeckten Abendbrottisch mit ein paar Leckereien. Ich stehe davor, hilflos und klein, traue mich gar nicht aufzublicken. Da merke ich die Hände meines Papas auf meinen Schultern, behutsam nimmt er mich in den Arm. Seine Hände sind älter geworden, doch es fühlt sich noch genau an wie früher, wenn ich so einen Drang hatte, die Welt zu erleben, sie aber einfach nicht verstand, und ich Trost und Antworten bei ihm gesucht habe. Lautstark ziehe ich meine Nase hoch, wische mir mit dem Ärmel die Tränen vom Gesicht, gucke meinen Vater an, er lächelt, ich lächle zurück, wir lösen uns aus der Umarmung und setzen uns hin.

Es tut gut, hier zu sein, meine Eltern mal mit niemandem teilen zu müssen, nicht mit meinen Geschwistern, nicht mit unseren Jungs. Einfach nur sie und ich, ein hohes Gut. Es ist der richtige Ort, um meine Wunden zu lecken, um auszusprechen, dass ich nicht mehr weiß, wie es weitergehen soll.

Und wie ich dasitze, fange ich an von dem Tag zu erzählen, als die Vermutung ausgesprochen wurde, das Philli Krebs hat.

Bis jetzt habe ich keinen Raum gehabt, diesen traumatisierenden Tag zu verarbeiten. Die ganze Zeit pocht er im Hintergrund, wie ein kariöser Zahn, der erst Ruhe gibt, wenn er behandelt wurde.

Mit der unberührten Stulle in der Hand sprudeln die Worte aus mir raus, ich kann meine Tränen nicht zurückhalten. Meine Eltern haben aufgehört zu essen, ihre Blicke sagen mir, dass sie mir all das Leid gern abnehmen würden. Als ich zu dem Punkt komme, an dem mir Dr. Hahn die auffälligen Blutwerte nennt und das Unvorstellbare ausspricht, kann ich nicht mehr weiterreden, die Tränen, sie fließen wie so oft in dem letzten Jahr über meine Wangen, machen an meinem Kinn kurz halt, bis sie auf die blaue Tischdecke tropfen und dort dicke Kreise hinterlassen. Meine Mama nimmt meine Hand, auch sie weint, ebenso wie mein Papa. Er sagt, dass er meinen Schmerz so gut verstehen könnte. Als meine Schwester an Krebs erkrankt sei, hat er sich genauso gefühlt. Er beschreibt seine Angst um Julia und seine Wut auf den Brustkrebs, das unangenehm brennende Gefühl der Hilflosigkeit, dem eigenen Kind nicht helfen zu können.

So hatte ich das noch nie gesehen. Für mich war damals vor allem meine große Schwester erkrankt, weniger das Kind meiner Eltern. Und auf einmal sehe ich das Band, das zwischen meinen Eltern und mir ist; in gewissen Zeiten meines Lebens fast durchsichtig, war es dennoch immer da. Es schwebt über dem Küchentisch und leuchtet in die Welt. Am heutigen Abend sehen wir sein Licht und spüren die Wärme. Wir, so wie wir an diesem Tisch sitzen, können Philli nicht heilen, aber wir können einander tragen, stützen, helfen, lieben. Vor allem können wir uns lassen, wie wir sind.

Ich habe das Gefühl, dass meine Wunden soeben verbunden werden. Gott befreit mich auch jetzt nicht von dem Leid, doch er gibt mich in liebevolle Hände, die mich halten, stellt mir Füße an die Seite, die ein Stück mit mir gehen, Arme die mich auffangen, wenn ich mich selbst nicht mehr halten kann. Mein Körper bleibt müde und ausgezehrt, mein Herz stolpert, mein Auge zuckt. Aber mein Herz wird in diesem Augenblick befüllt, befüllt mit der unnachgiebigen Liebe meiner Eltern. „Denn wovon mein Herz voll ist, davon läuft mein Mund über", heißt es sinngemäß im Lukasevangelium. Neben meinem Glauben an Gott ist das die Waffe, mit der ich gegen den Krebs kämpfe. Ich sorge dafür, dass mein Herz gefüllt ist mit Liebe, damit Zynismus und Hass keinen Platz haben. Damit aus meinem Mund, trotz oder gerade während dieser schweren Zeiten, etwas Gutes kommt, mit dem ich meine eigene Familie tragen kann.

Und während mein Herz gefüllt wird, gehen mir folgende Zeilen eines christlichen Liedes durch den Kopf: „So lass mein Herz schmelzen wie Wachs unter dem Blick deiner Liebe." Inzwischen habe ich verstanden, dass nicht Heilung die Lösung aller Probleme ist, sondern ein liebevolles und glaubendes Herz.

Eingefangen

Das ist das letzte Bild, danach ist meine Kamera die Treppe runtergefallen!", steht auf der letzten Seite von Phillis Fotoalbum.

Letztes Jahr, kurz nach der Diagnose, hat er von uns eine Kamera bekommen, damit er seinen Alltag und die Leukämie-Behandlung aus seiner Sicht festhalten kann. Entstanden sind viele Fotos auf Po-Höhe, manche verwackelt, manche scharf, in der Kortison-Fressattacken-Zeit viele von Wurst- und Käsetheken. Es sind Bilder von Playmobil-Lagern, die ganze Festung der Piraten minutiös festgehalten, Bilder von uns Eltern in unbeobachteten Momenten, mit strähnigem Haar und müden Augen schauen wir in die Kamera.

Es gibt ungeschönte Bilder von leeren Krankenhausfluren, Gitterbetten, Schläuchen, lachenden und weinenden Kindern ohne Haare, Ärzte, die gerade Blutabnehmen und übertrieben in die Kamera grinsen. Ebenso Bilder von unserem Garten, von Sonne, Luft und Licht, von Pistolen und dem kleinen Bruder in jeglicher Situation. Eine bunte Mischung also, nicht so wie der Alltag eines gesunden Kindes, aber oftmals überraschend wenig abweichend. Es ist beeindruckend zu sehen, wie Philli das letzte Jahr wahrgenommen hat, dass seine Wahrnehmung sich so oft von unserer unterscheidet.

Sein gebundenes Werk hat er mit in die Kita genommen und mit seiner Gruppe gemeinsam angeschaut. Es scheint so, als verstehen die Erzieherinnen durch das Betrachten der Bilder so langsam das ganze Ausmaß der Erkrankung. Als würden sie mit dem Fotoalbum eine Art Werkzeug in den Händen halten, mit dem sie arbeiten können. Gut so. Doch das Wichtigste ist, dass Philli stolz wie Bolle auf seine fotografischen Werke ist und den Menschen anhand der Bilder seine Geschichte erzählen kann.

Frühling 2018

Nächstenliebe

Neben all dem ganzen Krebs-Kram haben wir eine geeignete Schule für Philli gesucht, der im Sommer eingeschult werden soll. Der im Sommer eingeschult werden *will!* Wir haben ihm die Wahl gelassen, er hätte auch noch ein Jahr zu Hause bleiben können, aber das war für ihn keine Option, er möchte wie die anderen Kinder eingeschult werden. Doch für uns ist klar, dass er nicht wie alle Kinder ist, dass die Chemotherapie ihn durch sein erstes Schuljahr begleiten wird. Somit war es uns wichtig, eine Schule zu finden, die die Erkrankung mittragen kann.

Heute war das Gespräch mit unserer favorisierten Schule. Philli hat passenderweise heute Morgen Fieber bekommen. Weil das Leben trotzdem weitergeht, haben wir ihm Fiebersaft gegeben, ihn dick eingepackt und in die Schule getragen. Während des Gespräches war Philli zwar fieberfrei, jedoch sehr schlapp. Die Direktorin hat sich viel Zeit für uns genommen, die meiste Zeit davon hat sie mit Philli gesprochen. Authentisch und auf Augenhöhe, das hat mich sehr beeindruckt. Sie hat sich seine Anliegen in Ruhe angehört und hat ihm als Gegenleistung ihre Idee von der Schule erzählt, hat ihre Aufgaben als Direktorin geschildert und was ihr an dieser Schule am besten gefällt.

Das Gespräch war berührend. Philli so mutig, die Direktorin sehr einfühlsam. Nachdem sie mit Philli fertig gesprochen hatte, erklärte sie uns, dass die Schule, um niemanden zu bevorteilen, nach einem Losverfahren die Schüler auswählt, die einen Platz erhalten. Wir wussten das im Vorhinein und meine Sorge war, ob wir die Anspannung emotional aushalten würden. Nichts ist gerade beständig und dann noch eine zusätzliche Last.

Die Direktorin holte mich aus meinen Gedanken. Sie eröffnete uns, dass sie spontan entschieden habe, dass wir den Platz aufgrund unserer speziellen Situation bekommen. „Herzlich willkommen!", sagte sie und streckte Philli lächelnd die Hand entgegen, um sie danach mir anzubieten. Unter Tränen ergriff ich ihre Hand. „Danke!"

Als wir im Auto sitzen, können wir es nicht glauben. Das ist kein Zufall, kein Glück, das ist eine Gebetserhörung. Danke Gott!

Eben diese Nächstenliebe haben wir seit der Diagnose des Öfteren erfahren dürfen. Da gab es die Kita von Philli, die völlig unkompliziert die Beitragszahlung ausgesetzt und den Platz für Philli freigehalten hat, und das bei dem Plätzemangel bei den Kitas in Berlin und Brandenburg. Dann gab es die Frau vom Medizinischen Dienst der Krankenversicherung, die kommen und prüfen sollte, ob wir Anspruch auf Pflegegeld haben und ob Philli gut versorgt wird. Mir war ganz schlecht vor dem Termin, weil der Fragebogen, den ich im Vorfeld ausfüllen musste, so viele unangenehme, sehr intime Frage beinhaltete, dass ich davon ausgehen musste, dass es noch unangenehmer wird, wenn ich jemanden vom MDK vor mir sitzen habe. Außerdem war ich zu dem Zeitpunkt des Hausbesuches so hoch belastet, dass ich immer wieder in Tränen ausgebrochen bin, wenn ich erzählen sollte, was gerade mit Philli gemacht wird, was er alles zu ertragen hat.

Als es klingelte, zuckte ich zusammen, atmete noch einmal tief durch und öffnete die Tür. Herein trat eine Frau mit nettem Gesicht, die flink ihre Schuhe auszog und mich anlächelte. Der

Termin dauerte nicht lange, die Frau war sehr empathisch und diskret und eine Woche später hatten wir den ersten Eingang des Pflegegeldes. Ebenso verlief es mit dem Antrag für die Reha. Ohne bürokratische Hindernisse ist der Prozess vom Antrag bis zur Genehmigung verlaufen.

Nächstenliebe kann unbequem sein, denn nicht immer spricht uns das Wesen unseres Gegenübers an, oftmals kann man sich in die Probleme des Nächsten nicht so einfach reinfühlen, wie in den Schmerz einer Mutter um ihr Kind. Und dennoch ist es ein großer Zugewinn, seinen Nächsten zu sehen und lieben zu können, die Bereitschaft zu entwickeln, sich nicht selbst an die nächste Stelle zu setzen. Nicht nur, weil einem die Menschen freundlicher begegnen, wenn man freundlich zu ihnen ist, sondern weil es einen Zugewinn darstellt, am Leben anderer teilnehmen zu dürfen, von sich und seinen Problemen (vorausgesetzt man befindet sich gerade nicht in einem Ausnahmezustand) Abstand zu nehmen und damit zu erreichen, sich nicht um sich selbst zu drehen, denn dann wird man niemals irgendwo ankommen.

Lebenskonzept

> *Mutter sein heißt, kleine Atemzüge hören und leichte Herzschläge, scharfäugig werden wie ein Tier des Waldes für alle Gefahren, mutig sein im Stillen wie kein lauter Mann in Waffen, schaffen mit allem Blut, das einem gegeben ist, über sich hinauswachsen in allen Fähigkeiten des Wachens, Hungerns, Liebens und Handelns, vor allem aber sorgen. Mutter sein heißt, in Sorgen glücklich sein.“* (Jean-Jacques Rousseau)

Inzwischen habe ich das Gefühl, dass das zu meiner Berufung geworden ist: all das Gute zu sehen, das es trotz des Leids in unserem Leben gibt. Denn das Leid gehört zu unserem Leben, das lässt sich nicht so einfach abschütteln und für mich ist klar, dass das Leid diese Zeiten, auch wenn sie schwer sind, nicht vollständig für sich beanspruchen darf. Hier wird schön geteilt, denn neben dem Leid existieren weiterhin das Glück und der Frohsinn, die Hoffnung und hin und wieder sogar ein Hauch Leichtigkeit.

Wir haben inzwischen Ende März, vor einem Jahr war Philli schon voller Krebszellen, doch wir wussten es noch nicht.

Mittlerweile haben wir wieder so etwas wie einen Alltag, auch wenn Philli viel kränkelt und die Kita nur stundenweise besucht. Wenn Philli in der Kita ist, ist Mio krank. Es scheint, als hätte sich sein Körper das letzte Jahr zurückgehalten und brütet jetzt all die aufgestauten Infekte aus. „Umsorgen", das ist gegenwärtig meine Aufgabe. Und obwohl ich das gerne für unsere Jungs mache und ich meine Energie und meine Zeit selbstverständlich in die Jungs hineinstecke, zieht sich immer wieder der Himmel zu und es braucht jeden Morgen mein Bekenntnis, dass ich an Gott glaube, dass ich ihm vertraue, dass ich weiterhin an ihn abgebe. Und das, obwohl es hier und da kleine Funken menschlichen Ehrgeizes gibt, die mir zuflüstern, dass ich es auch alleine schaffen kann, ohne Gott.

Gestern haben wir Ostern gefeiert. Ich war in meinem Leben noch nie so berührt von der Tatsache, dass sich Jesus für uns ans Kreuz hat nageln lassen. Seit letztem Jahr weiß ich, was es heißt, ein Stück vom Leid dieser Welt zu tragen. Ich weiß, was es mit dem Herzen und dem Bauch macht, wenn man das eigene Glück nicht mehr in der Hand hat, wie es ist, keine Bodenhaftung mehr zu haben und die Alltagsgesetze von heute auf morgen außer Kraft gesetzt werden.

Umso dankbarer bin ich über die Liebe Gottes, die er mir durch Jesu Tod vor die Füße legt: „Bitteschön, so sehr liebe ich dich, Katharina, dass ich meinen Sohn gegeben habe, er ist gestorben, damit du leben kannst. Ich weiß, ihr musstet in den vergangenen Monaten sehr viel erleiden, und glaub' mir, es hat mir weh getan, euch so zu sehen, aber ich versichere dir, ich war bei euch, die ganze Zeit, habe gesehen, wie du nachts über euren Jungen gewacht hast, habe gesehen, wie du all deinen Mut zusammengenommen und den Ärzten die Stirn geboten hast. Mir ist nicht entgangen, wie du, obwohl es dir schwergefallen ist, gelernt hast, an den richtigen Stellen zu schweigen. Ich habe gesehen, wie du dich jeden Tag neu entschieden hast, mir zu vertrauen und wie wütend du zwischendurch auf mich warst. Ich habe in den dunkelsten Stunden hinter dir gestanden, als deine Kräfte aufgebraucht waren, als du nur noch von Tag zu Tag gelebt hast, ich habe dich nie verlassen und werde immer an deiner Seite sein."

Was für ein Versprechen! Genau dieses Versprechen lässt mich inmitten der Sorgen glücklich sein. Diese Erkenntnis lässt mich lachen an Tagen, die schwer sind, an denen ich viele wichtige Entscheidungen treffen muss. Tage, die mir entgegen schreien, dass nichts mehr wird wie es war. Durch die Gewissheit, dass ich meine Sorgen und meine Zukunftsangst an Gott abgeben kann, habe ich die Möglichkeit, all den Schlamm von meiner Fensterscheibe zu wischen und die anderen Menschen zu sehen. Jetzt, wo wir uns nicht mehr im absoluten Ausnahmezustand befinden, kann ich endlich wieder Menschen, die mir im Alltag begegnen, fragen, wie es ihnen geht. Das ist ein Zurückerlangen von zwischenmenschlichen Begegnungen, das mich sehr dankbar macht.

Ich wurde durch unser Leid gezwungen, meine Ideale zu hinterfragen und zu prüfen, was von meinem Lebenskonzept von

Bestand ist. Geblieben ist die Überzeugung, jedem Menschen mit Respekt zu begegnen. Das ist bei weitem nicht einfach und ich bin immer noch in der Lehre, bin oftmals voller Zorn, mache Fehltritte, übe Demut in meinem übertriebenen Verlangen nach Moral.

Ich habe in meinem Leben in vielen Situationen zwar einfach gegeben, aber nicht permanent bis zur völligen Aufgabe, sondern oftmals nur den Überschuss, und ich bin immer wieder verblüfft darüber, was man empfängt, wenn man gibt. Letztens sagte der Supermarktverkäufer zu mir, nach dem ich ihn freundlich begrüßt und noch ein bisschen Smalltalk gemacht habe: „Der Einkauf mit ihnen war mir ein inneres Blumenpflücken!"

Wow, mein Grinsen blieb den ganzen Tag.

Als Philli in der Kortisonhochphase war, standen wir mal wieder vor der Fleischtheke, um uns einzudecken. Die Verkäuferin hinter dem Tresen fragte mutig, was Philli hat. Er erzählte es ihr und sie schreckte nicht zurück. Im Gegenteil, sie stellte sich gerade hin, sagte frei heraus, dass Krebs so was von blöde wäre und womit sie ihm hier, hinter der Wursttheke, eine Freude machen kann.

Seitdem fragt die Verkäuferin immer, wie es Philli geht, wenn ich dort einkaufe, an welchem Punkt der Behandlung wir gerade sind. Diese Woche beugte sie sich über die Theke und sagte in gedämpftem Ton, dass sie meine Hilfe bräuchte. Ihre Tochter, ungefähr in meinem Alter, Mutter von sechsjährigen Zwillingen, alleinerziehend, sei an Darmkrebs erkrankt. Vor Kurzem hatten sie einen Streit, weil es die Tochter nerven würde, dass die Mutter sich so viele Sorgen macht, „Wir müssen da jetzt durch, Mutti!", habe die Tochter genervt gesagt. Der Verkäuferin falle es aber sehr schwer, einfach so weiterzumachen.

Sie hätte zudem das Gefühl, dass die Tochter sie gerade nicht sehen möchte. Nun wüsste sie gar nicht, was sie machen solle, sie würde ihr nun einfach immer wieder Essen vor die Tür stellen, um wenigstens ein bisschen helfen zu können.

Während die Schlange hinter mir immer länger wurde, erklärte ich ihr, wie sich das für eine betroffene Person oder Familie anfühlt, wenn einen alle mit feuchten Augen mitleidig ansehen. Ich befürwortete ihre Handlungsweise, sich erst einmal zurückzuhalten und durch praktische Gesten zu zeigen, „Ich bin hier, wenn du mich brauchst."

„Danke, ich finde Sie toll", sagte mir die Verkäuferin, als sie mir mein Rinderhack über die Theke reichte.

Samuel Koch hat in seinem Buch „Steh auf Mensch" ein Kapitel mit der Überschrift „Dienen" verfasst, in dem er die These aufstellt, dass, wenn alle Menschen aufhören würden, sich um sich selbst zu kümmern und stattdessen dafür sorgen würden, dass es dem Gegenüber gut geht, alle zufrieden wären, denn es würden sich mathematisch gesehen sieben Milliarden Menschen um das Wohlergehen von einem bemühen. Das wären dann viel mehr helfenden Hände als meine zwei eigenen. Im weiteren Text heißt es: „Menschen, denen wir eine Stütze sind, die geben uns Halt."[19]

Das soll nicht bedeuten, dass man helfen soll, um sich gut zu fühlen, um einen Kick zu bekommen, wie beim Laufen oder vom Zucker, sondern zu verstehen, dass man beschenkt wird, wenn man gibt. Das funktioniert aber nur, wenn man das uneigennützig aus einem Bedürfnis heraus tut, dem Menschen gegenüber zu zeigen, dass man ihn akzeptiert so wie er ist (ausgenommen natürlich menschenverachtende Handlungsweisen, etc.) und ihm mit dem eigenen Verhalten zu zeigen, dass man sein Gegenüber sieht und gespannt ist, was dieser zu berichten hat. Dass man gern hilft, auch wenn es Mut braucht, das auszusprechen. Ich habe schon viele solcher Begegnungen in meinem Leben gehabt. Viele meiner Freunde habe ich durch den Mut bekommen, ihnen morgens im Halbdunkeln im Uniflur mit einem Lächeln ins Gesicht zu sehen und zu signalisieren, ich bin uneigennützig interessiert an dir.

Zudem durfte ich viele Erfahrungen wie die an der Fleischtheke machen; die Worte der Verkäuferin klangen noch Tage später in meinen Ohren wie ein wunderschönes Lied. Endlich kann ich wieder geben.

Aus meinem Lebenskonzept verschwunden ist der Ehrgeiz, immer gut zu sein. Immer ein kleines bisschen mehr vom Kuchen abzubekommen. Natürlich nicht geschenkt, sondern verdient. Auch nicht mit Pauken und Trompeten, sondern ganz zufällig ein paar Krumen mehr als der Rest. Einen sinnvollen Job an einem schönen Platz, super tiefsinnige Gespräche und Diskussionen abends mit meinem Mann, Kinder, die frei und wild sind, aber im richtigen Moment „Hallo“ und „Danke“ sagen und dann noch die Vorstellung von meinem Ich: klug, empathisch, freundlich, ein bisschen gegen den Strom, spontan, weltoffen, modern, stark, vor allem stark. Frei nach dem Motto: Ich helfe gern, brauche aber keine Hilfe, danke.

Das ist so mühsam, und schlussendlich sitzt man vollgefressen und träge vor den Resten seines Lebenskuchens und fragt sich, warum das Leben so anstrengend ist. All diese glänzenden Eigenschaften haben mir am Abgrund nichts genützt, da war es total egal, wie modern ich bin, ob ich meinen feministischen Anteil im Alltag auslebe. Es war egal beziehungsweise sogar hinderlich, wie gut ich mich in das Leid der anderen hineinfinden konnte. Meine Stärke hat mich ausgelacht bis sie, ohne sich umzudrehen, im Nebel der Angst verschwunden ist. Ich weiß, dass mich viele Menschen als stark empfinden, doch ich bin es nicht. All meine Stärke beziehe ich aus meinem Glauben an einen Gott, der mich liebt, der mir, als ich mich für einen Weg mit ihm entschieden habe, versprochen hat, mir nicht von der Seite zu weichen. Einen Gott, der die Menschen liebt und der will, dass wir in Frieden miteinander leben. Das klingt jetzt nach Blumenkränzen und fernab der Realität barfuß im warmen Sand tanzen, aber tatsächlich ist es vor allem eine Lebenseinstellung: Will ich mehr vom Kuchen oder gebe ich mein Stück an Menschen weiter, die unter großem Hunger leiden, mit der Gewissheit, dass Gott schon dafür sorgen wird, dass ich genährt werde, wenn ich es brauche? Und das ist ein Punkt, der mir immer noch schwerfällt; nach einem Stück Kuchen fragen, wenn ich hungrig bin. Andere um Hilfe zu bitten gehört nicht zu meinen Stärken, denn damit zeige ich meine Schwäche, mache mich verletzlich und von anderen abhängig.

Um andere zu lieben, muss ich jedoch bei mir selbst anfangen. Und zu mir gehört, dass ich auch schwach bin, dass ich in den letzten Monaten unseres Lebens sehr wohl auf Hilfe angewiesen war und es immer noch bin. Ich muss anfangen, mich und nicht die Vorstellung von mir zu lieben. Damit ist nicht ein großes Feuerwerk der Selbstliebe gemeint, sondern die tägliche Entscheidung, sich am heutigen Tag gut zu finden. Nicht nur andere Menschen mit ihrem Lebenskonzept zu respektieren, sondern sich selbst, mit allen Makeln und Widersprüchen. „Ich bin wichtig und genau richtig wie ich bin, Gott hat mit meinem Leben etwas vor, weil er mich schätzt und liebt."

Kraftlos

An den Bäumen befinden sich satte grüne Blätter, der Frühling ist eingezogen und Phillis sechster Geburtstag liegt hinter uns. Es war schön, ihn in der Mitte seiner Freunde zu sehen, losgelöst von der Leukämie, der Chemo und den damit verbundenen körperlichen Störungen. Es ist bewundernswert, wie Kinder mit dem Ist-Zustand leben können. Kein „Wir könnten es so viel besser haben“, kein „Was könnte alles passieren“, sondern die totale Annahme der Situation, um aus ihr das bestmögliche rauszukitzeln. Ohne Streben nach dem perfekten Tag, dafür mit purer Lebensfreude.

Ich würde das auch gern spüren. Leider entwickle ich mich gerade in die entgegengesetzte Richtung. Mein Körper ist kraftlos. Um ein Jahr nach hinten versetzt merkt mein Körper, unter welchem Stress er gestanden hat. Weder Christopher noch ich waren die letzten 13 Monate krank. Christopher hatte noch nicht einmal einen Schub, als hätte sich seine Multiple Sklerose Phillis Krebs untergeordnet. Beeindruckend, wie der Körper im Überlebensmodus funktioniert.

Jetzt, wo ich nicht mehr am Abgrund stehe, brüllt mein Körper. Ich habe täglich Magenschmerzen, oftmals in Form von Koliken, sie kommen in Wogen, toben in mir wie ein Sturm und lassen mich zitternd und handlungsunfähig am Boden zurück. Meinen empfindlichen Magen, ich leide seit frühster Kindheit unter einem Reizdarm und Lebensmittelunverträglichkeiten, kenne ich allerdings schon, was neu ist, sind die Stürme in meinem Kopf.

Letzte Woche haben wir im Garten den Grill angeschmissen und Christophers Geburtstag gefeiert. Ich war mir nicht sicher, ob es nicht zu viel wird. Zu lebendig ist der Moment vor einem Jahr, als wir uns auf der Kinderonkologie wiederfanden. Andererseits ist es wahrscheinlich gut, gegen die düsteren Gedanken anzufeiern. „Was hilft es uns, in der Vergangenheit rumzugeistern und in den Wunden zu pulen?“, habe ich mir gedacht. Die Feier war schön, eine Horde von Kindern rannte barfuß durch unseren Garten, überall saßen im Schneidersitz Leute, es wurde viel gelacht, am Schluss wurde getanzt. Ein durch und durch gelungenes Fest. Als die Jungs spät abends ihre Augen schlossen, räumten wir noch ein wenig auf, um dann auch in die Kissen zu sinken. „Schön!“, dachte ich beim Einschlafen.

Mitten in der Nacht wachte ich auf, fuhr hoch, irgendetwas stimmt hier nicht. Mein Herz raste, ich bin irritiert, was macht mir gerade so eine Angst? Mit schweißnassen Händen ging ich in Phillis Zimmer, prüfte, ob er atmet. Das gleiche machte ich bei Mio; beide schliefen ruhig. Auch ich versuchte, mich wieder hinzulegen, doch das Blut rauschte laut in meinen Ohren, mein Herz klopfte so laut, als wollte es zerspringen.

Ich versuchte, mich zu regulieren, machte das Licht an, zählte von zweihundert rückwärts, sagte mir, dass wenn es nicht besser wird, ich bei null Christopher wecke. Bei 170 brach ich ab, denn ich bekam keine Luft mehr, und weckte Christopher. Ich sagte ihm, ich wüsste nicht, was mit mir los ist, ich hätte so eine Angst. Verschlafen nahm er mich in den Arm, hielt mich fest, sank mit mir in die Kissen. So ging es einen Moment, in seinen Armen war es besser auszuhalten. Doch da kam die nächste Welle der Angst. Christopher schlief inzwischen wieder. Ich stand auf, geisterte unruhig durch unser Haus, legte mich schließlich neben Mio, kuschelte mich ganz fest an ihn und roch an seinem Haar, betete das Vaterunser, immer und immer wieder. Nach und nach wurde mein Herzschlag ruhiger, das Gefühl der Angst blieb wie ein bitterer Beigeschmack. Noch lange lag ich so wach und fürchtete mich vor dem, was war und was noch kommen mochte.

Rezidivangst

Das war eine handfeste Panikattacke. Noch nie habe ich mich vorher meinem eigenen Körper so ausgeliefert gefühlt. Kurz bevor ich in dieser Nacht einschlief, ging mir folgendes Bild durch den Kopf: Ich sah die Jahre, die sich über all unsere Sorgen, unsere Angst, unsere Verzweiflung legen werden und sie mit immer mehr Staubschichten bedecken, sodass sie irgendwann nicht mehr zu sehen und zu spüren sind. Und wie ich da so lag, verletzlich und schwach, klammerte ich mich an die im letzten Jahr neu gewonnene Beziehung zu Gott, mit der Hoffnung, dass mir mein Glaube dabei helfen wird, wieder Ruhe zu empfangen und meinen wunden, fiebrigen Körper zu heilen. Jetzt, wo der schlimmste Weg hinter uns liegt, fängt meine Psyche mit der Verarbeitung an. Und auch wenn ich mir nichts sehnlicher als Normalität und Ruhe wünsche, weiß ich, dass ich da durchgehen muss, dass es ein gutes Zeichen ist, wenn meine völlig berechtigte Labilität durch körperliche Symptome sichtbar wird. Denn nur, wenn mein Körper loslassen kann und meine Psyche verstanden hat, dass wir uns nicht mehr in einem Ausnahmezustand befinden, können die Wunden anfangen zu heilen. Ich befürchte, dass noch ein weiter Weg vor mir liegt und dass ich einmal mehr auf Hilfe angewiesen bin.

Seit der Panikattacke wache ich jede Nacht kurz nach dem Einschlafen mit dem Gefühl auf, Philli könnte jetzt gerade sterben. Ich gehe dann in sein Zimmer, meine Hand kontrolliert dann auf der Stirn seine Temperatur, mein Auge prüft das Heben und Senken seines Brustkorbes. Manchmal sitze ich lange auf der Bettkante und beobachte ihn. Ich weiß, dass er in der jetzigen Situation weitaus weniger gefährdet ist zu sterben als noch vor einem Jahr. Trotzdem lebe ich das Gefühl aus, das so dringend an die Oberfläche will. Vorsichtig gehe ich durch das dunkle Tal meiner Psyche. Da es zwischendurch tiefste Nacht in meinem Kopf ist, bin ich froh darüber, dass uns als Familie seit letztem Sommer zwei Therapeutinnen begleiten, die unsere Wesen erkannt haben und schon viele Brände in unseren Köpfen löschen konnten. Diese Frauen sind ein Segen!

Kurz vor Christophers Geburtstagsfeier gab es den Verdacht, das Philli ein Rezidiv, also einen neuen Befall von Krebszellen in seinem Blut, erlitten hat. Philli klagte über starke Schmerzen in den Beinen, auch wachte er wieder schreiend auf, alles Symptome, die er rund um die Diagnose hatte. Auch wenn ein Rückfall durch die Klinik nicht bestätigt werden konnte (die Blutwerte waren unauffällig, auch ansonsten war nichts festzustellen, was auf neue Krebszellen hinweist), waren diese Tage schrecklich für uns und haben einen neuen Bereich aufgetan: die Angst vor der Angst.

Mir ist bekannt, wie wichtig der Faktor Angst ist, dass sie eine biologisch sinnvolle Reaktion ist, die uns Menschen seit vielen Jahrtausenden das Überleben sichert, dass sie die Aufmerksamkeit und Konzentration in Gefahrensituationen erhöht und der aktuellen Lage entsprechend hilft, logische Entscheidungen zu treffen. Dennoch fühlt sich das Erleben der Angst gerade seltsam an, weil es zum jetzigen Zeitpunkt nichts zu entscheiden gibt. Meine empfundene Angst stammt aus der Vergangenheit, beziehungsweise bezieht sie sich auf einen Schrecken in der Zukunft, der sich noch nicht ereignet hat. Ich kann nicht ändern, was war und habe keinen Einfluss darauf, was kommt. Selbstverständlich kann ich Philli mit einem gesunden Panzer ausrüsten und ihn mit allem was ich habe umsorgen, und trotzdem werde ich es nicht verhindern können, dass er noch einmal an Krebs erkrankt.

Und so ist es das Beste, in extremer Art und Weise nichts zu tun, sondern zu akzeptieren, was meine Psyche gerade mit meinem Körper macht. Meine erlebten Sorgen und Ängste dürfen mich einholen, damit ich mich mit ihnen auseinandersetzen kann. Eine große Herausforderung liegt dabei, meine Sorge nicht zu Phillis Problem zu machen. Ihn freizugeben, anstatt ihn an mich zu binden, ihn durch mein Vertrauen in seine Fähigkeit, sich selbst einzuschätzen, im Alltag loszulassen. Dabei hilft es mir, mir in Situationen, in denen die Angst besonders groß ist, unseren Ist-Zustand bewusst vor Augen zu führen. Verbunden mit der Annahme, dass Gott unser Leben in der Hand hat und Gebete zwar keine „Alles-wird-gut-Garantie“ haben, sie aber sehr wohl bewirken, dass schlimme Schicksalsschläge durch gute Umstände besser zu durchleben und ertragen sind.

Bonhoeffer sagt: „(...) Und es kommt nur darauf an, sich an das zu halten, was man noch hat und kann – und das ist immer noch sehr viel – und das Aufsteigen der Gedanken an das, was man nicht kann, und d. h. den Groll über die ganze Lage und die Unruhe in sich niederzuhalten.“

Bonhoeffer macht mir großen Mut. Dieser Mann saß unschuldig hinter Gittern, wusste lange Zeit nicht, was mit ihm passieren würde, und in seiner größten Angst hat er immer wieder das gesucht, was gut in seinem Leben war: seine Familie und seine Verlobte die ihm liebevolle, aufmunternde Briefe schrieben, der Vogel, der vor seinem Zellenfenster ein Nest gebaut hat, der Sanitäter, der mit ihm, nachdem er eine

Magen-Darm-Grippe hatte, sein Stück Weißbrot teilt, damit er wieder auf die Beine kam. Bonhoeffer berichtet mit so einer Dankbarkeit von solchen Erfahrungen und freut sich über völlig banale Möglichkeiten, wie weiterhin lebhafte und schöne Träume haben zu können. Kurz vor seiner Hinrichtung durch die Nationalsozialisten hat er ein Gedicht geschrieben, was nach seinem Tod vertont wurde und ein sehr bekanntes Kirchenlied geworden ist. Die Zeilen hingen damals auf einem Poster, bei meinem Vater an der Wand neben seinem Bett. Als Kind habe ich sie unzählige Male unbewusst gelesen. Heute, gute 25 Jahre später, lese ich die Zeilen und verstehe auf einmal die Worte, als würde mir ein Schleier vor den Augen weggezogen werden.

Von guten Mächten treu und still umgeben,
behütet und getröstet wunderbar,
so will ich diese Tage mit euch leben
und mit euch gehen in ein neues Jahr.

Noch will das alte unsre Herzen quälen,
noch drückt uns böser Tage schwere Last.
Ach Herr, gib unsern aufgeschreckten Seelen
das Heil, für das du uns geschaffen hast.

Und reichst du uns den schweren Kelch, den bittern
des Leids, gefüllt bis an den höchsten Rand,
so nehmen wir ihn dankbar ohne Zittern
aus deiner guten und geliebten Hand.

Laß warm und hell die Kerzen heute flammen,
die du in unsre Dunkelheit gebracht,
führ, wenn es sein kann, wieder uns zusammen.
Wir wissen es, dein Licht scheint in der Nacht.

Wenn sich die Stille nun tief um uns breitet,
so laß uns hören jenen vollen Klang
der Welt, die unsichtbar sich um uns weitet,
all deiner Kinder hohen Lobgesang.

Von guten Mächten wunderbar geborgen,
erwarten wir getrost, was kommen mag.
Gott ist bei uns am Abend und am Morgen
und ganz gewiß an jedem neuen Tag.[20]

Bonhoeffer hat nach seiner Verhaftung 1943 zunächst noch an eine Freilassung geglaubt, spätestens ab 1944 war ihm klar, dass er in der Zelle auf seinen Tod wartete. Was muss er, bei all seiner Weisheit und klugem Handeln, für eine unglaubliche Angst gehabt haben. Bonhoeffer wurde erhängt, wiederbelebt und wieder erhängt. Was für eine widerwärtige, bestialische Art zu sterben! Und dennoch hat Bonhoeffer bis zum Schluss an einen liebenden Gott geglaubt.

Ohne mir anmaßen zu wollen, zu wissen was Bonhoeffer durchgemacht hat, meine ich zu wissen was es heißt zu leiden. Jeder würde verstehen, wenn ich Gott enttäuscht den Rücken zuwenden würde, aber das wäre eine dumme und falsche Art zu glauben. Wie leicht ist es, an etwas, an eine Sache, an einen Gott zu glauben und festzuhalten, wenn alles glatt läuft und es hinzuschmeißen, wenn es zu schwierig wird. Das ist dann aber kein Glauben, sondern ein kurzweiliges Ausprobieren. Ich will aber nichts mehr ausprobieren, ich will Bestand, einen Gott der bleibt, den ich anschreien darf, mit dem ich diskutieren und streiten kann. Ich will weinen und flehen dürfen, möchte, dass er mit dabei ist, wenn ich mich freue, wenn ich das Leben lebe, das er für mich ausgewählt hat. Ich will, dass er nachts, wenn ich denke, unser Kind stirbt, neben mir sitzt, mit mir leidet, mir über den Rücken streichelt und sagt, dass ich mich nicht quälen soll, dass er über unseren Jungen wacht und ihn auf der Erde begleitet und auch im Himmel nicht loslassen wird. Die Einzige, die loslassen muss, das bin ich. Immer und immer wieder. Jeden Tag ist es meine Aufgabe anzuerkennen, dass ich nur bedingt Einfluss auf unser Leben habe. Und das ist gut so. Es ist sogar ein Geschenk, auch wenn meine Psyche die Ebene des vollständigen Glaubens und Vertrauens nur kurz erklimmen kann, bevor sie wieder abrutscht in mein allzu menschliches Denken. Dann rufe ich mir wiederholt in Erinnerung, dass ich an einen Gott glaube, der uns Menschen liebt, der aufrichtige Gebete hört und vor allem möchte, dass wir all unsere Sorgen an ihn abgeben.

Entwicklungsverzögert

Hier wird gerade die Wut durch alle Räume gebrüllt. Wenn Philli seine Androhung wahrmacht, wird er heute nach Kita-Schluss in den Wald ziehen, alleine, versteht sich. Dieses Verhalten ist zwar für einen Sechsjährigen nicht ungewöhnlich, mich irritiert dabei allerdings, mit welcher Intensität das Ganze passiert. Anstatt kognitiv hier und da zu verstehen, dass es auch mal ganz gut ist zu kooperieren, wird mit großer emotionaler Wucht gegen alles gesteuert, was ich sage.

Viel zu lange brauche ich, um zu verstehen, dass unser Junge sich in einer Art emotionaler Entwicklungsverzögerung befindet. Dass es zwar Reibung im letzten Jahr gab, diese jedoch einen anderen Charakter hatte als bei einem körperlich gesunden Kind. Natürlich musste er nicht seinen Schlafanzug selbstständig anziehen, wenn er kaum stehen konnte, zudem gab es viele Ausnahmen, um den Klinikalltag überstehen zu können. Auf der anderen Seite gab es oft keine Widerrede, obwohl er genau in dem Alter war, in dem Kinder lernen, dass ihr Körper ihnen gehört und sie Nein sagen können, dürfen, müssen. Philli hat leider die Erfahrung gemacht, dass dieses „Nein" oft nicht berücksichtigt werden konnte, weil ein „Nein" bedeutet hätte, dass er den Kampf verliert. Als wäre das alles nicht schon schwierig genug gewesen für so einen kleinen Menschen, war ich im letzten Jahr nicht nur seine Mutter, die ihn versorgt und liebt, begleitet und Grenzen aufzeigt, sondern auch seine beste Freundin, seine Rauf- und Lego-Partnerin und auf einmal muss er sich wieder mit einem ganz normalen Kita-Alltag auseinandersetzen. Ich verstehe nur allzu gut, dass es ganz wichtig ist, dass er „Nein" sagen, sich zurückziehen und grummelig sein darf. Dabei geht es vor allem darum, die Balance zu finden, was toleriere ich, wo bleibe ich hartnäckig, und darum, an ihm dran zu bleiben, um ihn nach solch anstrengenden Tagen einmal mehr in den Arm zu nehmen, anstatt wütend oder beleidigt zu sein. Mal wieder ist unser Sohn mir ein Spiegel.

Sommer 2018

Hand in Hand

Schritt für Schritt gehe ich durch die hellen Flure, Sonne kitzelt meinen Rücken, in der Ferne höre ich Kinderlachen, Eltern, die sich unterhalten. Die Gespräche wirken vertraut, obwohl sich die Gesprächspartner erst wenige Tage kennen. Das erlebte Leid macht sie zu Vertrauten. Ich gehe den Flur weiter entlang, nehme mir bewusst Zeit und betrachte die Wände. Überall hängen Kunstwerke, geschmückt mit Schätzen vom Strand; Muscheln, Taue, Seegras, Sand, mal ein kleiner Leuchtturm, mal ein Miniatur-Rettungsring oder ein kleiner Anker.

Obwohl jedes Kunstwerk seine eigne Handschrift trägt und voller individueller Hingabe gestaltet wurde, gibt es einen gemeinsamen Nenner: Fotos.

Auf jedem der von Hand angefertigten Stücke sind circa zwanzig bis dreißig Fotos aufgeklebt. Sie alle zeigen Familien, meistens in einem Strandkorb sitzend. Die Augen der Porträtierten sprechen Bände: Angst, Wut, Verzweiflung, Müdigkeit – all das ist zu erkennen, auch wenn ein Lächeln das alles übermalen soll.

Die Wahrscheinlichkeit, dass ein Kind an Krebs erkrankt, ist sehr gering, doch in dem Flur der Sylter Rehaklinik, in der wir uns seit ein paar Tagen befinden, wirkt es eher, als wäre es ein Privileg, ein gesundes Kind zu haben.

Der Teppich dämpft meine Schritte, ich entferne mich von den Stimmen, gehe eine Wendeltreppe hoch und lande in einer Sackgasse. Ich lehne mich an die Wand und seufze. So viele Schicksale auf einem Haufen. Am Ende der Reha wird auch ein Foto von uns hier hängen, gemeinsam mit den anderen werden wir etwas von uns hierlassen. Es fühlt sich komisch an, dazuzugehören. Ich muss an unser Leben vor der Diagnose denken, unbeschwerter ja, leichter nein. Wenig Schlaf, viele Zweifel, zu viel wollen, dass Gefühl zu haben, zu wenig zu kriegen. Selbstzweifel, Unmut, Unsicherheiten.

Wenn ich es mir aussuchen dürfte, hätte ich den Krebs nicht in unser Leben gelassen, allerdings habe ich durch den Kampf um Phillis Leben gelernt, das Wesentliche vom Unwesentlichen zu trennen.

Wir wohnen hier gerade mit 28 Familien. 104 Menschen auf engstem Raum und jeder hier, vom Bäcker bis zum Anwalt, ist an einem Punkt in seinem Leben, an dem er einfach nur dankbar dafür ist, seine Hand weiterhin um die seines Kindes schließen zu dürfen. Wie lange dieses Gefühl zufriedener Dankbarkeit anhält, entscheidet jeder selbst.

Schaumbälle

Aua!" Ich mache die Augen auf, sehe die schweren poppigen Reha-Vorhänge, das Erste, das ich spüre, ist Schmerz. Mein Magen krampft sich zusammen, seit Tagen esse ich kaum noch etwas und wenn nur Schonkost und trotzdem habe ich täglich Magenkrämpfe.

Ich merke sofort, wenn sie sich ankündigen, mir wird heiß und kalt, ich fange an zu schwitzen, alles um mich herum wird mir zu viel. Die Menschen, der Lärm, die Gerüche, ich muss dann raus aus der Situation, brauche Luft. Im nächsten Moment sind die Darmkoliken da, ich stürze zur Toilette, habe furchtbare Angst, denn ich weiß, was jetzt kommt. Der Schmerz lässt mich taumeln, mir wird kurz schwarz vor Augen, ich stöhne auf, schon wieder eine Welle des Schmerzes. Meisten bin ich dann schon in der Toilette angekommen, schließe ab, halte mir die Ohren zu, atme schnell. Wieder eine Welle, mir wird übel, ich kratze an meinen Oberschenkeln, um den Schmerz zu verlagern. Wieder eine Schmerzwelle, ich schreie, weine, rede mir gut zu. „Bald ist es vorbei, bald ist es vorbei."

Die Jungs stehen dann oft an der Badezimmertür, sie sind verstört, wissen nicht, was mit mir los ist, ihre Fäuste hämmern gegen die Tür. Ich nehme all das kaum wahr. Schon überkommt mich die nächste Welle, ich bin klitschnass, kann mich kaum auf den Beinen halten, lege mich auf den Badezimmerboden. Nach fünfzehn bis zwanzig Minuten ist es dann meistens vorbei. Ich krieche in mein Bett, liege dort in Embryonalstellung, schäme mich, bin wütend und leer. Meistens krabbeln dann die Jungs zu mir ins Bett. Ich erkläre ihnen, dass mein Magen-Darm-Trakt die empfindlichste Stelle in meinem Körper ist. Schon immer, schon als Kind litt ich an einem Reizdarmsyndrom. Ich versuche, sie zu beruhigen, dass es nichts tatsächlich Schlimmes ist, nur, dass ich aufpassen muss, was durch meinen Magen wandert.

Nun, nach dem Erwachen, schon wieder Schmerzen. Ich setze mich im Bett auf, da durchfährt mich der nächste Schmerz, diesmal aus dem Rücken. Nicht das auch noch. Die Jungs haben gehört, dass ich wach bin; sie stehen an meinem Bett mit tausend Fragen und zehntausend Küssen. Ich unterdrücke den Schmerz, lächle sie an und streichle ihnen über ihr Haar.

Warum ist mein Körper so schlapp, warum hat er in den letzten Wochen immer irgendetwas? Ich merke, wie Wut in mir über meinen schwachen Körper aufsteigt.

Wir ziehen uns an, frühstücken und dann geht es für die Jungs drei Stunden in die Kinderbetreuung. Auf dem Reha-Gelände ist viel los; eigentlich wollte ich mich mit einem Buch raus setzen, doch das Gewusel nervt mich. Kurzerhand mache ich mir eine Wärmflasche, stecke sie mir unter meine Jacke, Kapuze auf, Tuch bis zur Nase und mache mich auf den Weg an den Strand. Es ist Juni, doch es sind nur 14 Grad auf der Insel, der Wind pfeift, Sand weht mir ins Gesicht. Ich lasse mich durchpusten. Die Nordsee tobt, schlägt hohe Wellen. Wo die Wellen auslaufen, hat sich ein Berg aus Gischt gebildet. Ein dicker Schaumball löst sich und kullert vom Wind angetrieben über den Sand, mit jeder Umdrehung wird er kleiner, bevor er vor meinen Füßen ankommt, hat er sich aufgelöst.

Wie die meisten Sorgen, die ich mir mache, schießt es mir durch den Kopf.

Eine Träne läuft über meine Wange. Ich habe es so satt, ich will nicht mehr denken, möchte mein Gehirn leer pusten lassen, raus mit der Rezidivangst, raus mit dem Erlebten vom letzten Jahr, raus, raus, raus. Ich schreie es in den Wind: „Haut ab ihr Gedanken, hau ab, Angst in der Nacht, raus aus meinem Kopf!“

Ich habe Gott in der schwersten Zeit meines Lebens vertraut und vertraue ihm immer noch. Ich fühle mich so klein, setze mich in den Sand, meine Hände verkriechen sich in meinen Taschen. „Bitte Herr verzeih mir, dass ich dich im letzten Jahr so oft gesehen und mich doch wieder in so menschlichen Irrsinn verflochten habe. Diese ins Nichts führenden Was-wäre-wenn-Gedanken, diese hundsgemeine Angst vor der Angst.

Herr, lege deine Arme um mich, lass die Wellen rauschen und den Wind brausen!“

Die Wärmflasche unter meiner Jacke entspannt mich, ich lege mich in den Sand, fühle mich geschützt, ja nahezu ummantelt. Und während die Natur über mich hinwegbraust, schließe ich die Augen und schlafe ein.

Selbstfürsorge

Nach einer Woche Reha war ich körperlich in einem noch schlechteren Zustand als vor der Anreise. Ich hatte Rückenschmerzen, sodass ich weder sitzen noch stehen konnte.

Dazu kam, dass kein Tag verging, an dem ich keine Magenschmerzen hatte, außer ich aß gar nichts. Die „Wie-geht-es-mir-Runde“, die rituell zu Beginn des Kurses der Progressiven Muskelentspannung abgehalten wurde, gab mir den Rest. Alle Teilnehmer bestätigten in unterschiedlichen Dialekten, dass es ihnen gut geht. Ich war total irritiert und als ich an der Reihe war, sagte ich leise, dass es mir gerade nicht so gut gehe, und fühlte mich dabei ganz schwach. Warum geht es hier allen gut, wir haben doch Ähnliches durchgemacht, haben um das Leben unserer Kinder gebangt und gekämpft, bis wir nahezu verlernt haben, wie sich der Normalzustand anfühlt?

Die Progressive Muskelentspannung entspannte mich in dieser Stunde nicht, völlig niedergeschlagen flüchtete ich mich körperlich und verbal in die Arme von Christopher, erzählte ihm, dass es hier allen gut geht, außer mir. Er lächelte mich an, „Meinst du wirklich, die Leute sagen in solchen Runden die Wahrheit? Meinst du, sie sagen: ‚Ich kann nur einschlafen, wenn ich abends mindestens vier Bier getrunken habe!‘, oder

‚Ich esse Unmengen, um meine Angst zu unterdrücken!', oder ‚Meine Frau und ich reden kaum noch miteinander, wir funktionieren nur noch, aber lieben tun wir uns nicht mehr!'?"

„Mhm, warum gibt es dann solche Runden?" antwortete ich.

„Weil wir Menschen sind, und weil Menschen immer einen Rahmen brauchen, doch nicht um authentisch zu sein, sondern um sich einrichten zu können!"

Das irritierte mich, entlastete mich aber auch. Es geht gar nicht allen gut, wie denn auch, ich verstand, dass es uns, den Eltern krebskranker Kinder, wahrscheinlich noch lange nicht so richtig gut gehen wird. Denn etwas, das über ein Jahr angehalten hat, das besetzt war mit Angst, Überforderung, totaler Haltlosigkeit, wird in vier Wochen nicht wieder gut werden. Ich bin ein wenig enttäuscht, doch ich kann schon wieder darüber lächeln. Wie naiv ich doch manchmal bin. Es wird also noch dauern. Deshalb will und werde ich nun anfangen, meinen Körper nicht blöd dafür zu finden, dass es ihm nicht gut geht, sondern Verständnis für all den Schmerz zu haben, der sich über Monate aufgebaut und nur darauf gewartet hat, bis es wieder Kraft gibt, um ihn rauszulassen.

Heilung, innere und äußere, braucht Zeit, Geduld und etwas, wozu ich jetzt wieder imstande sein möchte: Selbstfürsorge!

Fehlende Gefühlsbeständigkeit

Heute macht sich der hundsgemeine Krebs mal wieder besonders breit an unserem Tisch.

Gerade noch an einem wunderschönen See sitzend – drei Wochen nach der Kur haben hier die Sommerferien begonnen und wir sind für ein paar Tage in die vollkommene Einsamkeit in die Uckermark gefahren – befinden wir uns jetzt schon wieder in der Poliklinik und hören mit hängenden Köpfen, was uns der Oberarzt berichtet.

Phillis Blutwerte sind schlecht, ein Resultat der hohen Dosis der Chemo. Nun sind wir wieder kurz vor dem Sepsis-Bereich und müssen dreimal täglich Temperatur messen. Sollte Fieber auftreten, heißt es ab in die Klinik. Wenn es ganz schlimm kommt, dann stationär. Nächste Woche soll Philli eingeschult werden. Wie sollen wir bei so einem Wechsel von Emotionen eine Gefühlsbeständigkeit finden?

Und wie ich so dasitze und überlege, frage ich mich, ob es nun gut oder schlecht war, dass unser Sohn gerade noch nach Herzenslust auf dem Fußboden im Wartezimmer mit dem netten Jungen und den lustigen Zwillingen Autorennen gespielt hat. Seine Knie sind davon noch ganz schwarz. Für sein Immunsystem schlecht, für sein Herz gut!

Eingeschult

Er ist da, der Tag der Einschulung. Die Werte haben sich verbessert, Philli geht es gut, seine Haare sind gerade so lang, dass man denken könnte, er hätte eine zackige Sommerfrisur. Unsere Familien sind gestern Abend angereist, es gab Bier und Wein und Stullen auf die Faust vor der Haustür im sommerwarmen Abendhauch. Unsere Jungs rannten mit ihren Cousins wie toll ums Haus, bis der Mond schon hoch am Himmel stand. Genau die Sorte Abend, die im kindlichen Gedächtnis bleiben wird.

Heute Morgen bin ich angespannt, gar nicht, weil so viel zu organisieren ist, eher, weil ich mich großen Menschenmassen immer noch nicht gewachsen fühle. Ich bin noch nicht bereit für viele schnelle Umarmungen und eine „Aber-spätestens-jetzt-wird-alles-gut-Stimmung". Viel lieber säße ich immer noch mit meinen Schwestern, Christopher und meinen Eltern im Abendlicht auf den sonnenwarmen Steinen der Treppe vor unserem Haus, umhüllt von der Liebe meiner Familie, die Augen nass vom Lachen über die absurden Anekdoten meiner Mutter. Ich würde mich gern in diesem Kreis unsichtbar machen, doch stehe ich heute als Mama des Einschulungskindes zwangsläufig ebenso im Mittelpunkt wie das einzuschulende Kind selbst. Es wird schon gehen, vor allem soll es für Philli schön werden. Im Gegensatz zu mir hat er große Lust im Mittelpunkt zu stehen und sich ins Leben zu stürzen. Sein Lebenshunger ist wunderbar anzusehen. Dieser mutige, eigenständige Junge, ich kann immer wieder von ihm lernen.

Wie schon die letzten Wochen ist es unglaublich warm, am Himmel ist keine Wolke zu sehen. Sommer! Genauso soll es sein, wenn man eigeschult wird. Rote Köpfe, verschwitzte Schläfen. Nachdem die letzten Haarsträhnen gerichtet, die Schuhe geputzt, die Lippen nachgezogen wurden, machen wir uns in einer eindrucksvollen Autokolonne auf den Weg Richtung Schule.

Als wir ankommen, entspanne ich mich etwas. Die Einschulung findet im Schatten im großzügigen Schulgarten statt. Alles ist ungezwungen, Bänke wurden aufgestellt, auf denen hauptsächlich die Kinder Platz nehmen. Der Rest stellt sich locker um die Schulkinder herum, die Geschwisterkinder spielen unbefangen im Getümmel auf dem Rasen.

Ich schaue mich um, sehe Mütter und Väter, Omas und Opas, Onkel und Tanten, Freunde der Familien, alle mit einem Lächeln auf den Lippen. Vielleicht mit der Erinnerung an die eigene Einschulung, an die riesige Schultüte, die Erdbeertorte im Garten, das Gefühl, mit dem heutigen Tag in eine geheimnisvolle Welt einzutauchen.

Die Lautsprecher knacken, es geht los. Die Schulleiterin erklärt mit warmer Stimme, wie die Einschulungsfeier ablaufen wird. Nachdem zusammen gesungen wurde, werden die Klassen einzeln in einen Segenskreis aufgerufen. Die Lehrer und Erzieher versammeln sich um die neuen Schüler und segnen sie einzeln. Phillis Klasse, die Leopardenklasse, ist als erstes dran. Sanfte harmonische Klänge schallen über den Schulgarten, eine einfache Melodie von einem Klavier gespielt. Die Kinder bilden einen Kreis, jedem Kind werden die Hände zum Segen aufgelegt. Man hört nur die leise Musik, den Segen und Vogelgezwitscher. Als Philli dran ist, überkommt mich eine Welle aus Emotionen, ich greife Christophers Hand, zerdrücke sie fast, muss mich beherrschen, nicht laut aufzuschluchzen. Philli kann diesen Segen mehr als gut gebrauchen. Nachdem das letzte Kind gesegnet wurde, fassen sich alle bei den Händen und gehen symbolisch für die neue Verbindung als Einheit in ihren Klassenraum. Das war's. Kurz, intensiv, rührend. Unser Junge ist ab heute ein Schulkind. Dass wir diesen Punkt erreichen, ich habe es nicht zu hoffen gewagt.

Herbst 2018

Lichtblicke

Die Schule, sie gehört nun zu unserem Alltag, auch wenn sich alles noch nach einem Spiel anfühlt, werden wir immer besser in der Routine. Neben der Schule gehört weiterhin alle zwei Wochen der Klinikvormittag zu unserem Leben. Es holpert noch ein wenig im Übergang zwischen Blutkontrolle und Schule, allerdings bin ich überrascht, wie wenig Reibung es zwischen Krebsalltag und Schulroutine gibt.

Eins bleibt, die Vormittage in der Poliklinik lassen bei mir weiterhin einen Emotionsbrei zurück. Heute war der Grund meines Breis eine kurze Begegnung mit einer Mutter, mit der ich quasi den vergangenen Sommer auf der Station verbracht habe. Die Mutter ist mir besonders ans Herz gewachsen, da sie es mir nicht übelgenommen hat, dass ich sie bei einer nächtlichen Begegnung auf der Onkologie gefragt habe, ob sie schwanger sei. Sie war es nämlich nicht.

Dass die Familie aus Mazedonien kommt und ich mich auf Englisch entschuldigen wollte, hat die ganze Sache nicht einfacher gemacht. Sie hat es mir nicht nachgetragen und seitdem besteht eine Verbindung zwischen uns.

Die Geschichte der Familie führt mir immer wieder vor Augen, dass wir uns in unserer unglücklichen Situation glücklich schätzen können. In der mazedonischen Familie ist ein kleines Mädchen erkrankt, Dina, vier Jahre alt. Da die medizinische Versorgung eines krebskranken Kindes in Mazedonien nicht so gut ist wie hier, sind die Eltern mit ihrer erkrankten Tochter nach Deutschland gekommen. Die siebenjährige große Schwester mussten sie bei der Oma zurücklassen.

Das Mädchen hat alles durchgemacht, was man durchmachen kann; ihr Port ist gebrochen, sie hatte eine Knochenmarktransplantation, die nicht angeschlagen und die ganze Behandlung unglaublich in die Länge gezogen hat. Immer, wenn wir mal wieder auf der Station aufgenommen wurden, waren sie schon da.

Verzweifeln, hoffen, bangen. Mitbekommen, wie Kinder geheilt werden, mitbekommen, wie Kinder sterben. Zwischenzeitlich war das kleine Mädchen so geschwächt, dass die Chemo-Behandlung pausiert werden musste, immer mit der Angst, dass jetzt die Leukämiezellen wieder Zeit haben, sich neu zu bilden. Was für eine Tortur, was für eine Folter.

Ich habe ein halbes Jahr nichts von der Familie gehört. Heute mitten in dem Gewusel eines Krankenhausflurs, zwischen Pflegern, Schwestern, Ärzten und Patienten, erzählt mir die Mutter unter Tränen, dass es erneut eine Transplantation gegeben hat. Wie es scheint, kann diesmal durch die Stammzellenspende das erkrankte blutbildende System neu aufgebaut werden.

Wir schauen uns an, unsere Augen sind so müde, auch bei mir laufen Tränen. Ich drücke ihren Arm, ganz fest, für einen Moment steht alles still. Dann wird die Stille zerschnitten und der Klinikalltag dringt wieder durch. „I pray for your daugther!“, flüstere ich ihr ins Ohr, bevor mich Philli ungeduldig am Ärmel nach draußen zieht.

Und wieder will ich es nur raus in die Welt tragen: Wehren wir uns gegen die Vergiftung, die uns der Alltag einreden will. Es ist nicht schlimm, Wäsche zu waschen, es ist nicht schlimm, Windeln zu wechseln, Kinder nachts zu trösten, Schulranzen zu packen, den Küchenfußboden zu wischen.

Es ist auch nicht schön und kann ganz müde und hilflos machen, doch jemanden zu versorgen, ist vor allem etwas Schönes.

Schlimm ist es, über zwei Jahre nicht zu wissen, ob man anfangen muss, sich von seinem Kind zu verabschieden. Heute wische ich mit besonderer Dankbarkeit über unsere Arbeitsplatte. Danke, dass ich mich um unsere Kinder kümmern darf!

Kack-Mama

„Du bist eine Kack-Mama!", schallt es durch den Flur, gefolgt von einer Holzaxt, die die Treppe runterrattert. Ja, nicht nur die Leukämie fordert mich in unserem Familienalltag heraus.

Der kleine Sohn wird gerade in der neuen Kita eingewöhnt, der große hat die ersten zwei Schulwochen hinter sich gebracht, und da wir Authentizität vorleben und ich eher eine lebhafte Person bin, die ihre Gefühle benennt, schreien unsere Söhne im Moment ihre Anspannung lauthals heraus. Natürlich am Nachmittag, zu Hause. In den Jahren habe ich gelernt, Dinge an meiner Stirn abprallen zu lassen, manches trifft mich allerdings mitten ins Herz. Dann entdecke ich eine Stellenausschreibung in der Kita und mein Herz klopft: Pädagogische Referentin für Berlin und Potsdam. Oh ja, ich hätte so Lust, wieder arbeiten zu gehen, denn ich bin gut in meinem Beruf. Weniger Unvorhersehbares, nettes Feedback von den Kollegen, etwas schaffen, etwas verändern können. All das habe ich hier zu Hause eher weniger. Das Feedback, das ich hier bekomme, klingt eher so wie das, was mir die Jungs eben entgegengerufen haben. Dabei gebe ich, was ich habe, doch wenn ich das Licht ausmache, bleibt oftmals das Gefühl von „Wieder nicht so gehandelt, wie vorgenommen!"

Jetzt könnte man mir raten, dass ich doch einfach wieder arbeiten gehen kann. Kann ich auch, will ich aber nicht. Es ist nämlich so: Bevor ich anderen Menschen helfe, muss ich erst einmal meiner eigenen Familie helfen. Ich kann flüchten und es wird sich gut anfühlen, aber ich weiß, dass es nicht lange dauern wird, bis mein Konzept von „Slowfamily" Geschichte ist. Vielleicht wird es nicht gleich sichtbar werden, eventuell erst in ein paar Jahren, aber der Junge mit der Leukämie braucht gerade eine Mama, die zu Hause ist, die er anschreien darf, die ihm erklärt, dass Anschreien in der Regel zu nichts führt, die ihn in den Arm nimmt, wenn er Tränen des Zorns in den Augen hat, weil er nicht so kann wie er will. Mein Platz ist hier.

Nun könnte man denken, ich wäre eine ganz tolle Mutter, klug, umsichtig, eine Mutter, die ihre Bedürfnisse hintenanstellt. Bin ich aber nicht, ich sehe lediglich das Offensichtliche: dass mein Platz in dieser Zeit zu Hause und alles andere eine Flucht ist.

Tapferer Junge

„Friede ist Freude, die sich ausruht. Freude ist Friede in Aktion.“ (Anne Lamott)

Der Junge hat wieder Fieber. Schlapp ist er. Und tapfer.

Und ich, ich merke, dass meine Power ganz schnell aufgebraucht ist, als hätte man eine Batterie nicht richtig aufgeladen. Kurz Vollpower und dann schon wieder leer. Und wieder reduziere ich alles auf ein Minimum, habe den Kamin angemacht, Thymiantee gekocht, Thymiantee vom Boden aufgewischt, Wadenwickel gemacht, mit einer Hand über den Kopf des Kranken streicheln und mit der anderen einem dreijährigen Wildfang gerecht werden. In all dem Kümmern klingelt es an der Tür und die schönste aller Nachbarinnen, Luna, steht mit einem Riesentopf Hühnersuppe vor mir.

Unglaublich!

Ich bin sprachlos und dankbar. Ich sorge für die Kinder und Gott sorgt in Form dieser tollen Frau für mich.

Krebsmedaille

Hinter uns liegen schwere Tage. Gestern gab es ein großes Blutbild, weil sich unser Sohn in regelmäßigen Abständen übergibt.

Er hatte vor dem Blutbild ziemliche Angst. Das letzte Mal, als ihm ein Zugang gelegt wurde, im Mai, kurz nach der Diagnose, hat ihn das so überfordert, dass er um sich geschlagen hat und von vier Menschen festgehalten werden musste. Es war ein traumatisches Erlebnis für uns beide, doch es traf niemanden eine Schuld. Es gibt sie einfach, diese Momente, in denen die Welt Kopf steht und die erste Priorität ist, ein Leben zu retten.

Das Erlebte sitzt tief und wir haben dafür gekämpft, dass wir nicht noch einmal in solch schlimme Lage geraten sind, dass bei Philli gegen seinen Willen so ein Eingriff durchgesetzt wurde.

Dieses Mal durften wir vorbereitet in die Situation gehen. Wir haben im Vorhinein mit Philli gesprochen, er konnte seine Ängste gut benennen und wir haben gemeinsam geschaut, was ihm guttun würde. Philli geht seit einigen Wochen zu einer Kunsttherapeutin, um die Möglichkeit zu haben, außerhalb von seinem Zuhause das Erlebte aufarbeiten zu können. Die Kunsttherapeutin hatte die Idee, gemeinsam mit Philli eine Medaille anzufertigen, die er bei der Blutabnahme in den Händen halten und sich danach umhängen kann. Philli fand die Idee toll und heraus kam eine goldene Medaille, mit einer kleinen Glaskuppel, unter die Philli seinen Namen geschrieben hat. Wunderschön.

Vor der Blutabnahme wurde die Einstichstelle mit einem Pflaster betäubt, sodass Philli vom dem tatsächlichen Pieks kaum etwas merkte. Das nahm ihm ein wenig die Angst. Nach der Blutabnahme war er stolz auf sich, dass er den Mut hatte, sich seiner Angst zu stellen. Es stellte ihn zufrieden, dass es nicht so schlimm war wie befürchtet. Ein Zurückerlangen der Kontrolle über seinen Körper. Die Medaille wurde von jedem in der Poliklinik bewundert.

Die Blutergebnisse zeigten, dass keine Auffälligkeiten zu erkennen sind. Die Übelkeit wird höchstwahrscheinlich von den Medikamenten verursacht. Eigentlich alles gut. Also im Verhältnis zu dem Erlebten des letzten Jahres.

Was bleibt ist diese Schwere.

Und immer wieder die aufkeimende Angst vor der Angst. Mehr als jemals zuvor in meinem Leben weiß ich, was es bedeutet, vor Sorge krank zu sein. Mein Hirn hat alles abgespeichert. Das ganze „Es-wird-schon-Nichts-sein-und-dann-ist-es-auf-einmal-Krebs"-Ding. Ich gehe nicht immer vom Schlimmsten aus, aber ich weiß nun, dass es dieses Schlimme gibt!

Ann Voskamp schreibt „Keiner würde die Gnadengaben des Trostes, der Standhaftigkeit, der Barmherzigkeit und Vergebung, der Geduld und des Mutes jemals empfangen, wenn er nicht durch die Schattenzeiten gegangen wäre."[21]

Ich stelle mich dem Hässlichen, weil es zu dieser Welt gehört. Die schwerste Aufgabe ist es, auch für das Hässliche dankbar zu sein, um es so in etwas Schönes zu verwandeln. Denn Leiden ist die Grundlage für Gottes Gnade.

Das heißt nicht, dass ich es gut finde, was uns widerfahren ist. Es heißt, dass ich mich dafür entschieden habe, für das dankbar zu sein, was das Hässliche mit uns gemacht hat. Es hat uns geformt, gebremst, es hat uns gelehrt, das scheinbar Selbstverständliche zu sehen und zu schätzen. Meine tägliche Aufgabe ist es, die Hoffnung und Liebe in unsere Familie zu bewahren. Denn nur so kann ich unseren Kindern einen stabilen und liebevollen Alltag ermöglichen.

Winter 2018

Verarbeitungsadoleszenz

Es scheint so, als befände ich mich in der Verarbeitungspubertät. An manchen Tagen denke ich, ich schaff es, dieses Leben, das so anders ist als in meiner Vorstellung, ich wupp das Ding mit der Angst schon, gehe beständig den Weg weiter, auch wenn's holpert.

An anderen Tagen, den weniger beständigen, wackelt alles. Der Boden, meine Kraft, mein Mut. Dann frage ich mich, wie lange der Geist des Krebses über uns schweben wird und ob es schlecht ist, wenn er bleibt. Wie lange wird es noch dauern, bis ich mich wieder über Nebensächlichkeiten aufrege und damit zeige, dass ich gerade stehen und mich wieder in die Schlange der Alltagsunzufriedenheit einreihen kann? Das wiederum impliziert die Frage, ob ich zurück will in dieses allzu menschliche Denken.

Dann gibt es noch die Tage dazwischen, morgens stabil, mittags am Boden, abends auf wackeligen Beinen.

Ich würde mich nie für den ungefragt auferlegten Weg der letzten zwei Jahre entscheiden und dennoch hatte er nicht nur Schlechtes zu bieten. Vollkommen still zu werden tut gut, gezwungen zu sein, zu entscheiden was tatsächlich wichtig ist im Familienalltag, tut gut. Auszusteigen aus der Welt mit dem Kita-Putztag zwischen den eigenen Arbeitsterminen und den Bedürfnissen der Kinder, auszusteigen aus dem Alltag voller Vergleiche, das eigene Tempo fühlen und dann auch noch leben zu können, tut gut. Menschen, die bleiben, an der Seite zu wissen tut gut. Aufrichtige, ehrliche Beziehungen, die geben wollen, ohne davon auszugehen, ebenfalls nehmen zu dürfen.

Obwohl wir dieses Jahr an Weihnachten nicht wie letztes Jahr isoliert sein müssten, haben wir uns dafür entschieden, die Weihnachtsfeiertage zu viert zu verbringen. Das Tempo dieser Welt ist für uns nicht zu schaffen. Die Geschenke haben wir schon früh besorgt, doch auch wenn wir die ein oder andere Weihnachtsfeier besuchen, merken wir, dass wir immer noch unter uns sein müssen. Die Heilung muss von innen heraus stattfinden. Innen, das sind wir: Christopher, Katharina, Phileas und Mio. Wir brauchen alle Zeit, um festzustellen, was das Erlebte mit uns gemacht hat. Auch wenn die Möglichkeit aus medizinischer Sicht besteht und wir uns alle so sehr eine Form von Normalität wünschen, werden wir sie nicht in einem Raum voller Menschen beim Weihnachtsbasteln finden. Silvester wollen wir ebenfalls zu Hause verbringen. Ich denke, wir machen, wie in letzter Zeit häufiger, mit unseren abnehmbaren Lichtern vom Fahrrad eine kleine Disco. Alle Lichter aus, Musik voll aufdrehen, Fahrradlichter an. Und alle sind zufrieden. Am liebsten würde ich dann um 23.45 Uhr im Bett liegen und den Rest der Welt feiern lassen.

Wunder

Wieder einen Weihnachtsbasar mit vielen Menschen hinter mich gebracht. Ich merke, wie ich immer besser darin werde, Menschenansammlungen auszuhalten. Es steigen mir nicht mehr permanent Tränen in die Augen. Auch kann ich über unsere Situation besser sprechen, kann abwägen, wer wie viel hören will. Und dennoch, ich bin kein Teil von ihnen. Ich sehe das Entsetzen in den Augen meines Gegenübers, wenn ich erzähle, wie es Philli jetzt geht, dass er weiterhin Chemo bekommt, dass das Kotzen zu unserem Alltag gehört, ebenso wie ständig in der Kinderonkologie rumzuhängen. Dann sehe ich die mitleidigen Blicke und fühle mich fremd, merke, dass unsere Geschichte für die meisten zu viel für den Moment ist. Zu viel für samstags einen Glühwein trinken gehen. Ich bin dann oft irritiert, vielleicht sogar verschämt, weil ich mal wieder zu ehrlich war, weil ich über unser herausforderndes Leben kein Lametta gehängt habe. Es gibt neben diesen schwer auszuhaltenden Blicken natürlich auch die liebevollen, die mir seit Beginn versichern, dass sie verstehen, auch wenn sie es nicht ganz begreifen. Doch dann gibt es diese hilfesuchenden Tage, an denen ich mir so wünsche, dass diese Blicke nicht nur verstehen, sondern mir die Richtung weisen könnten. Dass mir mein Gegenüber mit einem Nicken und einem erfahrenden Blick den Weg zeigt, auf dem wir die nächsten Schritte machen sollen. Ich bin so oft ratlos und es wäre eine große Erleichterung, eine Art Krebs-Mentorin zu haben.

Am Anfang der Woche ist Philli aus der Schule gekommen und hat mir erzählt, dass er und Mirel, ein Junge aus seiner Klasse, sich in der Umkleidekabine beim Sport ihre Naben gezeigt haben. „Mirel hat auch eine Narbe neben seiner Brustwarze, er hat auch Krebs!"

Wieder so eine Situation, in der ich nicht weiß, was ich antworten soll. Wäre es gut, ihn daran zu erinnern, dass die Wahrscheinlichkeit, dass er tatsächlich einen krebskranken Jungen in der Klasse hat, gegen null geht? Oder soll ich lieber schweigen und ihm sein Gefühl von Verbundenheit lassen? Ich entschied mich für ein „Mhm“, in der Hoffnung, dass damit die Sache erledigt ist.

Mittlerweile sind ein paar Tage vergangen, die Jungs spielen oben Verbluten, auf jeden Fall hört es sich so an, als mein Telefon klingelt. Es ist die Mutter von Mirel. Sie möchte einen Spieltermin für die Jungs ausmachen, Mirel hat sich gewünscht, dass Philli zu ihnen nach Hause kommt. Sie ruft an, weil sie sich kurz vorstellen wollte und es toll wäre, wenn sie Philli in den nächsten Tagen mal von der Schule mit nach Hause nehmen dürfte.

Ich habe sofort das nette Gesicht der Mutter vor Augen. Mirel hat noch zwei kleine Brüder, die beim Abholen öfter dabei sind. Die Familie war mir auf Anhieb sympathisch. Kurz nach der Einschulung habe ich die Mutter auf dem Schulhof gesehen, rechts und links an der Hand einen von Mirels kleinen Brüdern, Mirel mit dem großen Schulranzen stolz vornweg. Ein Mann, der ihr entgegen kam, rief ihr zu „Respekt, drei Jungs!“

Mirels Mutter lächelte nur und antwortete: „Ja und ich liebe jeden von ihnen heiß und innig!“

Ich musste grinsen, was für eine tolle Reaktion. Der Mann meinte es mit Sicherheit nicht böse, doch hätte er sich die Bemerkung, wie anstrengend es mit drei kleinen Jungen sein muss, sparen können. Umso schöner, dass sie sofort klargestellt hat, wie erwünscht all diese kleinen Jungs in ihrem Leben sind.

Ich habe nichts dagegen, dass Philli zu Mirel nach Hause geht, im Gegenteil, ich freue mich, dass es einen Jungen in der neuen Klasse gibt, mit dem er sich gut versteht. Das fühlt sich gut an, normal, unaufgeregt. Nachdem wir einen Termin vereinbart haben, ist es mir wichtig, Mirels Mutter (die übrigens Rieke heißt) zu erzählen, dass Philli Krebs hat. Ich atme tief durch und setze an: „Ich hätte noch einen Hinweis, ohne nun allzu dramatisch zu werden. Philli hat Krebs, Leukämie. Also, bei dem Spielbesuch gibt es nichts zu beachten, ich wollte einfach nur, dass du informiert bist!"

Am anderen Ende entsteht eine lange Stille.

„Mist!", denke ich, „war das zu forsch, zu schnell?". Ich höre, wie Rieke tief durchatmet: „Mirel hat auch Leukämie, hatte Leukämie, seit drei Jahren sind wir durch mit der Therapie!"

Nun bin ich diejenige, die schweigt, ich muss mich setzen, kann es nicht begreifen. Ich schaue unwillkürlich nach oben, ob Gott gerade auf mich herabschaut, lächelt und denkt: „Bitte schön, meine Tochter!"

Ich erlange meine Fassung wieder, sage Rieke genau das, was ich fühle, nämlich, dass ich es nicht glauben kann. Es folgt eine Dreiviertelstunde, in der ich in unserem Haus auf- und ablaufe, nebenbei versuche, die Jungs zufriedenzustellen und dabei höre, wie es Rieke am anderen Ende genauso macht. Wir wollen nicht auflegen, wir wollen reden, uns austauschen, uns verstanden fühlen. Als ich auflege, zittere ich am ganzen Körper, ich kann das Wunder, das uns gerade widerfährt, nicht greifen, es ist zu groß. Die Möglichkeit, dass Philli in der Schule auf einen Jungen mit genau dem gleichen Krebsschicksal trifft und die beiden sich dann auch noch anfreunden, sie klingt so absurd, als wäre sie aus einem Roman entsprungen und nicht aus unserer Wirklichkeit. Egal, was aus dieser zarten Freundschaft wird, schon dass die Jungs ihre Narben vergleichen konnten, ist so viel mehr, als ich mir erhofft habe.

Abends, zwei Tage später, sitzen Rieke und ich uns in einem Restaurant gegenüber. Die Salatteller seit Stunden unangetastet vor uns, ist unser Erzählfluss nicht zu stoppen. Rieke berichtet, wie Mirel mit anderthalb Jahren erkrankt ist, genau zwei Wochen, nachdem sie einen positiven Schwangerschaftstest in der Hand hatte. Sichtlich gerührt erzählt sie, dass sie sich sicher war, ihr zweites Kind zu verlieren, weil sie durch Mirels Therapie den ganzen Tag von Zytostatika umgeben war und es kaum zu vermeiden war, bei einem Kleinkind voller Chemomedikamente nicht damit in Berührung zu kommen. Sie hat ihr zweites Kind nicht verloren, sondern unten in der Klinik entbunden, während Mirel oben mit einer Katheterinfektion kämpfte.

Mir laufen Tränen des Verständnisses über die Wangen.

Sie erzählt, wie Mirel in die so sehr gefürchtete Hochrisikogruppe eingestuft wurde und seine Therapie noch härter, länger und herausfordernder wurde.

„Wie viel können Eltern ertragen?“, schießt es mir durch den Kopf. Und bei all ihren Erzählungen hält sie immer wieder inne, lächelt, sagt, dass sie so dankbar über ihre drei Söhne ist, dass sie den Alltag so sehr genießt und es ihr mehr als bewusst ist, dass sich das Blatt schnell wenden kann. Obwohl der große Ausnahmezustand mehrere Jahre zurückliegt, ist sie sich des Geschenks des Alltags mehr als bewusst. Sie und ihr Mann, beide Ärzte, haben sich ihre Arbeitszeiten so eingeteilt, dass sie so viel Zeit wie möglich mit ihren Jungs verbringen können. Ein hohes Gut, wenn nicht das höchste! Riekes Art, mit alldem Erlebten umzugehen, beeindruckt mich, sie ist so voller Leben und Gefühl.

Da ist sie auf einmal, die Krebs-Mentorin, die mich an ihrem Leben teilhaben lässt und mir zeigt, wie sie mit der schweren Situation umgegangen ist. Endlich kann ich nachfragen, zuhören, mich inspirieren lassen. Dieses Jahr braucht es für mich keine Geschenke mehr zu Weihnachten, etwas Schöneres als die Begegnung mit dieser tollen Familie hätte ich nicht empfangen können.

Der Abend mit Rieke begleitet mich noch lange. Wenn wir uns beim Bringen oder Abholen der Jungs treffen, dann fühle ich mich so getragen von dieser Verbindung des Verständnisses. Ich muss ihr nichts erklären, sie weiß Bescheid und das lässt so viel Raum für Freude und Leichtigkeit. Stefanie Diekmann sagt: „Weil Worte es kaum beschreiben, drücke ich es so aus: Es gibt nun ein Oben in meinem Denken. Der Strudel unter mir tönt und zerrt, aber er bekommt mich nicht. Und plötzlich ist ein trotziges Feiern in mir. Ich habe Grund dazu. Grund in doppeltem Sinn: Weil ich als Christin eine Gehaltene bin in allen Abgründen des Kummers, der Sorge und der Schmerzen. Und weil ich eine Gehaltene bin, habe ich Grund zu danken und Gott auszudrücken, wie erstaunt ich über diese Tatsache bin."[22]

Ich fühle mich in all der Sorge und der Angst wieder einmal gehalten.

Winter Anfang 2019

Jahreswechsel

„Vertrauen ist die stillste Art von Mut.“ (Unbekannt)

Das alte Jahr ist geschafft. Für das neue Jahr habe ich mir zwei Wörter ausgesucht, die mich in den kommenden Monaten begleiten sollen: Mut und Bescheidenheit. „Mut“, weil ich mich wieder lebendig fühlen möchte und merke, dass mein altes Verständnis von Mut nicht einfach so wieder in mein Herz einziehen wird. Ich muss aktiv etwas dafür tun. „Bescheidenheit“, weil ich befürchte, dass ich wieder in eine aus Alltagssorgen produzierte Unzufriedenheit rutschen könnte. Ich möchte nicht vergessen, was war, um in Zukunft nicht zu übersehen, wie beschenkt wir im Alltag sind, einfach nur dadurch, dass wir leben, dass wir frei sind, das zu tun, was wir als Kernfamilie brauchen. Mir ist allzu bewusst, wie schnell ich wieder mehr haben möchte.

Gerade bin ich noch am Boden, da ist es nicht schwer,demütig und genügsam zu sein, doch sobald die Angst weicht, werde ich wieder übermütig. Ich meine dann, mich zu langweilen. Diese Welt hat so viel zu bieten, ich kann überall hinfliegen, das Internet schickt mir mit einem Klick die Schuhe, für die ich vor zwanzig Jahren mit dem Bus ganz Niedersachsen abgefahren wäre. Verführerisch und unruhig, zu nichts führend. Hier am Boden möchte ich vor allem Gesundheit und Frieden.

Dass diese herausfordernde Zeit, die uns gerade noch so fest im Griff hat, loslässt.

Philli ist seit Tagen zerschlagen, müde, er weiß nicht wohin mit sich, formt seinen Ärger in Nichtigkeiten und brüllt sie mir entgegen. Ich kann ihn verstehen. Seit Anfang des Jahres plagen ihn durch die Chemo starke Übelkeitswellen. In der Schule sitzt er als kleiner Erstklässler an seinem Tischlein und schluckt tapfer alles runter, was ihm hochkommt.

Die Klinik hat am Montag entschieden, dass die Chemo-Dosis bleibt wie sie ist. Auch das verstehe ich. Eine Minderung der Dosierung würde die Leukozyten steigen lassen, die wiederum tragen das Risiko in sich, zu verdammten Krebszellen zu mutieren. Also Übelkeit oder Krebszellen.

Am Boden zu sein, birgt die Möglichkeit, sich zu erden. Zu merken, dass dieser Boden, der sich so scheiße anfühlt, der gleiche ist, der mich hält. Am Boden zu sein heißt, sich meiner Bedeutungslosigkeit immer wieder bewusst zu werden, ich bin ein Niemand. Ich habe das Wichtigste in meinem Leben nicht in der Hand. Der Tod gehört zum Leben.

Das Schöne im Hässlichen

Die Nadel summt, ich bin bereit, bereit für den Schmerz, bereit für die Ewigkeit. Das Ganze ist eine spontane Aktion, eine Flucht aus der Verantwortung, der Schwere. Ein Gegenüber, das nichts von mir kennt, mich auch nicht kennenlernen will. Ich brauche diese Rahmenbedingungen momentan dringend, mir ist schon ganz schwindelig von der Mittelpunktrolle. Ich schaue mich in dem Zimmer der Neuköllner Altbau-WG um und muss unmittelbar grinsen. In diesem Zimmer, Einfachverglasung, unverputzt, ohne Tapeten an den Wänden, haben Christopher und ich vor acht Jahren unsere Hochzeit gefeiert. In einem engen Kreis aus Familie und Freunden. Ja, wir holen die richtige Feier nach, wir wollen ja auch noch kirchlich, vor Gott, heiraten und dann lassen wir es richtig krachen. In Brandenburg, auf irgendeinem Hof, Lichterketten in den Obstbäumen, Live-Folk-Gedudel im Hintergrund, Pale Ale, bis es aus den Ohren rauskommt. Und natürlich kroatischer Schnaps.

Nichts von dem hat stattgefunden, ständig war irgendwas. Nach Phillis Geburt in die Elternrolle hineinwachsen, meine Masterarbeit, die zweite Schwangerschaft mit Mio, der Umzug von Kreuzberg nach Brandenburg. Vielleicht war auch einfach die Feier in diesem Zimmer am Hermannplatz zu gut. Mein Vater hat mit geöffnetem Hemdkragen und vor Freude glühendem Kopf, Hände klatschend bis in die Nacht mit Christophers Vater getanzt, meine Mutter hat am späten Abend ihre Pumps in hohem Bogen von den Füßen geschleudert und ihren Lockenkopf wild geschüttelt, obwohl wir alle wussten, dass sie davon den nächsten Tag wieder wahnsinnige Kopfschmerzen haben würde. Meine kleine Schwester hat sich ein Glas Rotwein über ihr beiges Cocktailkleid gekippt und über das Malheur Tränen gelacht, bis sie keine Luft mehr bekam. Unser Pastor und bester Freund hat „Hero“ von Enrique Iglesias in solch einer Inbrunst auf Spanisch gesungen, dass alle Gäste geschrien haben vor Begeisterung.

Zehn Wochen vorher hatte Christopher an einem Abend im Sommer entschieden, dass er mich, da der Antrag schon gemacht und ich nun auch noch schwanger sei, sofort heiraten könne. Warum warten und groß planen? Und so haben wir uns einen Termin beim Standesamt geholt, die Wichtigsten eingeweiht und kurze Zeit später geheiratet.

„Es geht los!", sagt der Tätowierer, ich atme tief durch, schaue zu meiner besten Freundin Kezia und nicke. Das Zimmer, in dem wir sitzen, hat einmal Kezia bewohnt, deswegen die Hochzeitsfeier hier. Nun lebt hier ein Kumpel von ihr, der Kunst macht und allerlei andere Dinge. Zum Beispiel nachts in Berliner Clubs Menschen tätowieren. Die Leute stecken dafür ihre Hand, ihren Fuß oder was auch immer durch ein Loch in einem schwarzen Karton und lassen sich dann überraschen, was dabei herauskommt. Und ja, das wird sehr gut angenommen.

Ich habe meinen Arm gerade nirgendwo durchgesteckt und weiß auch, was ich tätowiert bekomme: das Wort „Eucharisteo". Ein Wort, das mich wie kein anderes in diesen schweren Jahren geprägt hat. Es steht für „Danksagung". Dabei geht es nicht nur um ein „Danke Gott für die schöne Sonne und dass ich meine Prüfung geschafft habe, für den leckeren Kuchen und meine tollen Freunde", sondern Eucharisteo bedeutet, dass man ebenso dankbar über all das Schlechte im Leben ist, über Dinge, die nicht so laufen wie geplant oder Tätigkeiten, die man nicht gern verrichtet. Das klingt paradox, für etwas dankbar sein, das einen traurig oder wütend macht. Ist es auch. Ohne regelmäßige Anwendung schwer umzusetzen. Ich habe Eucharisteo in dem Moment verstanden, als mir klar wurde, dass ich Phillis Leben nicht in der Hand habe. Ich habe mich an diesem Morgen bewusst dafür entschieden, weiterzuleben.

Um das möglich zu machen, musste ich umdenken, um meine Ohnmacht und meine Angst in den Griff zu bekommen. Inspiriert von Ann Vosskamps Buch „Tausend Geschenke" habe ich ein Dankestagebuch angefangen und mich jeden Abend hingesetzt, um Dinge aufzuschreiben, für die ich an diesem Tag dankbar war. Das Ergebnis war verblüffend, an den schwärzesten Tagen habe ich mindestens fünf Dinge gefunden, über die ich von Herzen dankbar war. „Ein gut fahrendes Fahrrad“, „Nebel über der Stadt“, „Hygienische Pflaster“, „eine Nase, die beim Auftauen kribbelt“, „warme Kinderhände am Hals“.

Seite für Seite habe ich meinen Dank niedergeschrieben und wurde immer besser darin, das Gute in unserem bitteren Alltag zu entdecken und somit zu überleben. Ann Vosskamp sagt: „Es ist nicht möglich, gleichzeitig zu danken und Angst zu haben. Das ist meine Medizin gegen Angst, die ich jeden Tag in meine weit geöffnete Handfläche lege.“[23] Und so begann sich etwas in mir zu verändern. Obwohl der Kampf gegen den Krebs von Monat zu Monat schwerer wurde, saßen wir oft als Familie herzhaft lachend an unserem Küchentisch, haben riesen Pizzastücke verschlungen und den Moment genossen. Den geschmolzenen Käse, die frischen Tomaten, den knusprige Teig, den Lärm, den zwei kleine Jungs verursachen können. Ich war mir der Absurdität der Situation bewusst. Wie wir kichernd am Tisch saßen und Pizza in uns reinschaufelten, mit dem vollen Bewusstsein, dass die Gefahr bestand, dass Phillis Platz irgendwann nicht mehr besetzt sein würde.

Das schwere Eucharisteo leben bedeutet, sein Herz zu öffnen, obwohl es vor Schmerzen verkrampft ist, es bedeutet, sich der Verbitterung, die ein schwerer Schicksalsschlag verursacht, entgegenzustellen. Sich nicht in seinem Leid zu betten und darauf zu warten, dass die Sonne wieder scheint. Es bedeutet, in den Regen hinauszugehen und zu sehen, was er Gutes bringt. Zu staunen, wie die Pflanzen wachsen, wie die Erde vor Feuchtigkeit zufrieden schmatzt, festzustellen, wie sich die Tränke mit Regenwasser füllt und zu lächeln, wenn Vögel darin baden wie kleine Könige.

Die Fähigkeit, Freude zu empfinden im tiefsten Leid und das Leben zu feiern wie es kommt, birgt eine unbändige Zufriedenheit. Diese Zufriedenheit spendet Kraft für das was noch kommt, sie ist geduldig an den Tagen, an denen die Tränen nicht aufhören wollen zu fließen und die Angst den Körper mit Tauen so fest umwickelt hat, dass man sich laut schreiend winden muss, um sich zu befreien. Zufriedenheit besänftigt den Zorn, lässt die Ohnmacht und Verbitterung über die eigene Handlungsunfähigkeit versinken und füllt das verkrampfte Herz mit Glück, sodass es warm wird und sich lösen kann.

Der Moment vor dem Kamin, als meine Tränen flossen wie Bäche und ich entschied, Philli gehen zu lassen, wenn es sein muss, war mein erstes schweres Eucharisteo. Samuel Koch sagt: „Der Punkt ist eher, die Realität des Todes als ultimative Grenze anzuerkennen, die vieles im Leben relativiert. Und priorisiert. Wenn unser Leben unendlich wäre, hätte ja nichts wirkliche Dringlichkeit. Die Tatsache aber, dass wir irgendwann sterben werden, verleiht unserem Leben einen viel größeren Wert, weil es nur einmal stattfindet und zeitlich begrenzt ist. Es gibt ein ‚zu spät', es gibt einen Schlusspunkt."[24]

Und so entschied ich mich, in Augenblicken der völligen Finsternis etwas zu finden, das schön ist und es zu genießen, weil mir klar wurde, dass die Zeit mit den Menschen, die man liebt, mit den eigenen Kindern, endlich ist. Ich fing an, mich dankbar durch die Berge dreckiger Wäsche zu wühlen, denn Wäsche waschen zu müssen bedeutet, dass lebendige Kinderkörper sie zuvor verschmutzt haben.

Ebenso erschien es mir auf einmal sinnlos, jetzt Angst vor etwas zu haben, von dem ich gar nicht weiß, ob es eintritt und damit die Zeit in der Gegenwart zu zerstören. Jetzt findet das Leben mit meiner Familie statt, schöne anstrengende Stunden, voller Sinn und Fülle.

Durch die gänzliche Entwurzelung habe ich gelernt, aufrichtig dankbar für Gottes Nähe, seine Liebe und sein Versprechen zu sein, dass er sich um uns kümmern wird. Dass er einen Plan hat. Und auch wenn dieser von unseren menschlichen Plänen abweicht, können wir ihm vertrauen und dürfen glücklich sein, denn er wird uns keine Sekunde loslassen.

„Wer im Schutz des Höchsten lebt, der findet Ruhe im Schatten des Allmächtigen. Der spricht zu dem Herrn: Du bist meine Zuflucht und meine Burg, mein Gott, dem ich vertraue. Denn er wird dich vor allen Gefahren bewahren und dich in Todesnot beschützen. Er wird dich mit seinen Flügeln bedecken, und du findest bei ihm Zuflucht. Seine Treue schützt dich wie ein großer Schild. Fürchte dich nicht vor den Angriffen in der Nacht und habe keine Angst vor den Gefahren des Tages, vor der Pest, die im Dunkeln lauert, vor der Seuche, die dich am hellen Tag trifft. Wenn neben dir auch Tausende sterben, wenn um dich herum Zehntausende fallen, kann dir doch nichts geschehen. [...]. Denn er befiehlt seinen Engeln, dich zu beschützen, wo immer du gehst. Auf Händen tragen sie dich, damit du deinen Fuß nicht an einen Stein stößt. Der Herr spricht: ‚Ich will den erretten, der mich liebt. Ich will den beschützen, der auf meinen Namen vertraut. Wenn er zu mir ruft, will ich antworten. Ich will ihm in der Not beistehen und ihn retten und zu Ehren bringen. Ich will ihm ein langes Leben schenken und ihn meine Hilfe erfahren lassen.‘“[25]

Diese Worte aus Psalm 91 sind eine Zusicherung. Sie lassen mich hoffen. Nicht weil ich daraus ableite, dass ich als Christin von allem Leid verschont bleibe, sondern weil ich verstanden habe, dass Gott uns im Leid ein Stück seiner Herrlichkeit offenbart. Leid zwingt uns, unsere Kräfte einzuteilen und Prioritäten zu setzen, es bremst unsere Alltagshektik. Leid gibt uns zu verstehen, dass das, was wir bisher für gut, schön und richtig empfunden haben, ein Produkt unseres absolut begrenzten menschlichen Denkens ist. Leid ist etwas, das schwer auszuhalten ist und gleichzeitig kann es eine Tür öffnen und lässt uns den dahinter liegenden Reichtum sehen. Ein Reichtum, der nicht aus glitzernder Anerkennung, Geld, Macht, Besitz und Erfolg besteht, sondern aus Selbstliebe, Nächstenliebe, Zusammenhalt, Gemeinschaft, Familie (in welcher Form auch immer), und das alles ummantelt von Zufriedenheit im Augenblick. Würden wir unser Tempo ohne Leid wirklich drosseln? Würden wir diese Tür auch ohne Ausnahmezustand finden?

Tamara von Abendroth schreibt in ihrem Artikel „Weinen und lachen was das Zeug hält“[26]: „Wenn du eine schöne Blume findest, dann pflücke sie nicht. Dieser Satz lässt sich wunderbar auf das Leben übertragen: Wir können schöne Menschen, Dinge, Orte erleben, aber sobald wir sie besitzen wollen – und vielleicht nicht besitzen können –, werden wir unglücklich. Der Gedanke daran, warum andere etwas besitzen und man selbst nicht, kann das Herz zutiefst bitter werden lassen. Das Streben nach Besitz verschleiert den Blick für das eigentlich Schöne, das man in diesem Moment schon erlebt, ohne es zu besitzen.“

Dass ich mich habe tätowieren lassen, das war kurz nach dem Philli die Intensivtherapie beendet hat, und ich habe diese spontane Aktion keine Sekunde bereut. Im Gegenteil, oftmals streiche ich über den Schriftzug, erinnere mich daran, dass täglich Dinge passieren, durch die ich das innige und aufrichtige Gefühl der Dankbarkeit verspüren kann. Einige Notizhefte sind in den letzten Monaten mit meinem Dank gefüllt worden. Inzwischen sind es über 1800 Momente der Dankbarkeit und ich schreibe sie weiter auf. Nicht mehr in dem Ausmaß wie in der Zeit während der Intensivtherapie. Und dennoch tut es mir gut, geborgen von der Stille des späten Abends mein Heft aus dem Nachtschrank zu nehmen, darin zu blättern, mich zu erinnern, was für eine Fülle des Glücks ich erlebt habe und zu überlegen, was mir heute Gutes wiederfahren ist. Oftmals folgt darauf ein Dankesgebet, bei dem ich einschlafe. Ich bin mir sicher, dass das unter anderem ein Grund ist, warum ich wieder so ruhig schlafe, obwohl die Stürme nicht aufgehört haben, über unser Haus hinweg zu tosen.

Privilegiert

Wir befinden uns auf der Zielgerade, noch wenige Wochen, dann endet die Therapie. Ich werde es trotzdem vermeiden, die Tage zu zählen, an denen Philli noch orale Chemo zu sich nehmen muss. Zu viele Hiobsbotschaften, zu oft ein „Schlimmer-kann-es-nicht-werden" und dann wurde munter weiter oben auf den Berg des Leids gestapelt. Ich traue dem Ganzen noch nicht. Und zeitgleich sehne ich mich danach, dass wir unserem Jungen keine Medikamente mehr verabreichen müssen, unter denen er so leidet. Obwohl er schon so lange Medikamente nehmen muss, fällt es uns nie leicht, sie ihm zu geben. Ich fühle mich dabei häufig wie die Mutter in dem Film „The Sixth Sense", in dem Bruce Willis als Psychiater einem kleinen Jungen helfen soll, der tote Menschen sieht. Es gibt eine Mutter in dem Film, die systematisch ihre kleinen Töchter vergiftet, eine ist schon gestorben, die andere ist gerade dabei, als der kleine Junge sie rettet. Münchhausen-by-proxy nennt sich dieses Syndrom, das habe ich im Studium gelernt. Ich weiß, es ist nicht dasselbe bei uns. Trotzdem fühlt es sich so an.

Heute Nacht hat Philli vor Schmerzen gebrüllt, er hat sich die Schienbeine und Füße gehalten und mich mit schmerzverzerrtem Gesicht angesehen. Diese Schmerzen, wir wissen nicht, woher sie kommen, vielleicht ist es das Kortison, das sich in seinen Knochen abgelagert hat und nach und nach abgebaut wird. Ich kann ihn in solchen Momenten nur halten und versichern, dass ich da bin. Ihm nicht unmittelbar Erleichterung verschaffen zu können, macht einen großen Teil meiner erlebten Ohnmacht aus. Diese Ohnmacht macht mich unruhig und wütend, und ich konzentriere mich darauf, mein „Eucharisteo“ zu finden. Dafür gehe ich nach solchen Nächten raus in die Natur und stelle mich mitten aufs Feld, dort, wo ich alleine sein und die Weite spüren kann. Ich fange an zu reden, zu schreien, zu weinen, fange an, mit Gott zu sprechen. Erst hitzig, dann immer ruhiger. Die Möglichkeit, meine Reize zu reduzieren, aktiviert meine Sinne und bremst die Überbeanspruchung meines Geistes. Ich rieche die Erde, sehe die zarte Blüte des Frühlings, höre die Vögel in den Bäumen, öffne meine Hände und schlagartig spüre ich mein „Eucharisteo“: Ich merke, dass wir gesegnet sind. Das Leben, es gleicht in unserer westlichen Welt paradiesischen Zuständen. Nils Minkmar sagt: „Die Beschaffung von Kleidung, Nahrung, Wärme und Wasser erfordert kaum noch unsere Aufmerksamkeit. Einige Fingerzüge auf einer Glasscheibe, und kurze Zeit später wird mir, wo immer ich bin, eine Mahlzeit serviert.“[27]

Philli wurde damals umgehend medizinisch versorgt, wir hatten sofort ein Team aus helfenden Händen um uns herum. Fremde Hände. Ich fand es irritierend. Ich wollte diese fremden Hände auf dem Körper unseres Sohnes nicht. So unfrei, so fern von unserem Blick auf das Leben.

Ich hatte diese Erkenntnis schon einmal, damals im Herbst, auf der nassen Fahrbahn mit der fremden Frau in meinem Arm. Trotzdem vergesse ich immer wieder, was für ein Privileg es ist, mit dem Taxi ins Krankenhaus kutschiert und umgehend behandelt zu werden, ohne etwas dafür bezahlen zu müssen.

In den vergangenen Jahren habe ich erfahren, dass es gut ist, Dinge geschehen zu lassen, dem Drang zu widerstehen, die bestinformierte Mutter der Krebsstation zu sein. Stattdessen habe ich eine nicht selbst gewählte Situation angenommen.

Bei Minkmar heißt es weiter „Wenn wir uns gehetzt, überinformiert und zu häufig angesprochen fühlen, Stress beklagen und Achtsamkeit vermissen, dann sollten wir uns bewusst machen, dass dies ein Symptom unserer Freiheit ist."

Wir sind so viel freier als wir es uns eingestehen wollen. Wir sind keine Leibeigene, keine Sklaven unserer Ansprüche. Auf dem Feld entwickle ich langsam wieder das wohlige Gefühl dafür, wie es ist, ein kaltes, nass geregnetes Gesicht im warmen Raum trocknen zu lassen, für verschwitze Kinderschläfen, die an meinem Hals Ruhe finden, für Freude ohne Erwartungen, für dreckige Wäsche, die lebendige Kinderkörper unbedarft beschmutzt haben.

„Wir sind privilegiert", ich sollte es auf unsere Wohnzimmerwand schreiben, um es nicht immer so schnell zu vergessen.

Ein paar Tage nach den Beinschmerzen, Philli hatte sich zum Aufstehen mitten in den Flur übergeben, schaute er mich mit Tränen in den Augen an und fragte mit ernster Stimme: „Mama, warum muss ich Krebs haben?"

„Wir sind privilegiert", schoss es mir durch den Kopf und in Gedanken guckte ich auf dem Feld stehend in die Weite, bevor ich antwortete: „Ich weiß es nicht, mein Sohn. Ich weiß es beim besten Willen nicht. Ich weiß auch nicht, ob ‚alles wieder gut' wird. Was ich aber mit Sicherheit sagen kann, ist, dass wir kein ‚alles wird wieder gut' brauchen, um glücklich zu sein. Wir brauchen Liebe, Zeit, Bescheidenheit, die Fähigkeit den Wind zu spüren, wenn wir Luft brauchen und die Möglichkeit ein Feuer anzuzünden, wenn uns kalt ist. Und ich weiß, dass ich dich liebe, so wie du bist, mit oder ohne Krebszellen. Ich weiß nicht, warum du krank geworden bist, aber ich weiß, dass ich dadurch gelernt habe, das Wesentliche zu sehen. Und das ist oftmals so viel weniger als wir meinen, haben zu müssen, und doch so viel mehr, als wir jemals konsumieren könnten. Du bist ein Gottesgeschenk, mein Gottesgeschenk, und ich bin immer an deiner Seite. Ich werde dich nicht verbiegen. Verzeih' mir, wenn ich das hin und wieder vergesse. Ich genieße es, mit dir zusammen zu sein und bin dankbar über jeden einzelnen Tag mit dir!"

Er schaute mich an, legte seinen Kopf schief und antwortete: „Okay. Sortierst du vor der Schule noch schnell mit mir meine Fußballkarten?"

Frühling 2019

Mut

„Mut ist der Widerstand gegenüber der Angst, die Beherrschung der Angst, nicht die Abwesenheit der Angst.“ (Mark Twain)

Katharina!“

Mühsam öffne ich meine Augen. Das Schlafzimmer liegt im Dunkeln, Christopher steht vor mir, seine Silhouette beleuchtet von dem Badezimmerlicht, das über den Flur in den Raum fällt. Ich setze mich verschlafen auf, blinzelnd frage ich ihn, was los und wie spät es ist.

„Etwa ein Uhr! Ich glaube, ich habe Röteln“, antwortet er.

Nun bin ich wach, knipse das Licht an. Der Oberkörper von Christopher ist mit roten Flecken übersät. Sofort geht mir ein Gedanke durch den Kopf, den Christopher im nächsten Moment ausspricht.

Doch dafür muss ich ein Stück zurückgehen. Ungefähr drei Monate, zu einem kalten Tag im Februar, an dem ich ungläubig im Raum stehe und mich eine Welle des Glücks durchströmt. Den Streifen fest in meiner Hand, grinse ich mein Spiegelbild an.

Ich bin wieder schwanger, mit unserem dritten Kind. Da überkommt mich eine andere Emotionswelle, ich muss mich setzen. „Schaffen wir das?“, „Bin ich stabil genug?“, „Sind wir eigentlich verrückt?“ schießt es mir durch den Kopf. Doch die Welle des Glücks ist größer. „Mut und Bescheidenheit“, die Worte werden gelebt.

Mut war vor der Diagnose etwas Einfaches für mich, in meinem Charakter angelegt und über die Jahre durch Familie und Freunde, die sicher an meiner Seite standen, ausgebaut. Die Diagnose hat meinen Mut nicht zerstört, doch erschüttert und verdrängt. Wenn das eigene Kind an Krebs erkrankt, dann will man nicht mutig sein, man will überleben.

Anfang letzten Winters, so langsam kehrte in unserem Haus etwas Ruhe ein, habe ich gemerkt, dass mein Mut nicht von allein zurückkommen wird. Das ich mich bewusst für ihn entscheiden muss. Die Entscheidung, wieder mutig zu sein, passierte Schritt für Schritt. Jeden Morgen betete ich dafür, dass der Mut wieder mehr Raum im meinem Leben einnimmt. Und dann waren wir sehr mutig, sind über uns hinausgewachsen und haben einen Schritt gewagt, der lebensbejahender nicht sein kann. Ja zu einem neuen Leben.

Und nun sitze ich hier, auf unserer alten Holztreppe, die mich schon sooft geerdet hat und kann es selbst kaum glauben: Wir bekommen noch ein Baby. Im Herbst! Was für ein Geschenk!

Die Wochen nach dem Glücksmoment auf der Treppe sollten meinen neugewonnenen Mut direkt auf die Probe stellen. Es gab Komplikationen in der Frühschwangerschaft und ich hatte unterschätzt, wie sehr ich mich um ein ungeborenes Leben sorge, weil ich weiß, wie es sich anfühlt, um ein geborenes zu kämpfen! Unterschätzt hatte ich auch, wie geschwächt mein Körper von den letzten zwei Jahren ist. Und dennoch: Dieser Schritt war gut, denn er lenkt unseren Blick auf natürliche Art nach vorne und gibt wenig Gelegenheit zurückzuschauen. Es ist nämlich nicht einfach, nach so langer Zeit den Blick von Phillis Krebs und dem Erlebten loszulösen.

Natürlich wäre es schön gewesen, den Blick ohne Sorgen auf die Schwangerschaft zu richten, doch ich rief mir in Erinnerung, dass ich meinen Mut gar nicht ausbauen könnte, wenn es keinen Anlass dafür gäbe. Und so trainierte ich meinen Mut, bis er ein schön definierter Muskel meines Geistes wurde. Es tat gut, nicht stehen zu bleiben, nicht zu erstarren, sondern weiterzugehen. Die Arme nicht mehr aus Selbstschutz eng um den Körper schlingen zu müssen, sondern sich zu trauen, mehr und mehr die Arme auszubreiten, um das Leben, das Gute wie das Schlechte, zu empfangen. Dabei bin ich mir gewiss: „Gott hat uns nicht einen Geist der Furcht gegeben, sondern einen Geist der Kraft, der Liebe und der Besonnenheit.“[28]

Wieder zurück im nächtlichen Schlafzimmer. Christopher spricht meine Sorge aus: „Hattest du als Kind Röteln oder bist du geimpft worden? Denn wenn du dich jetzt ansteckst, kann es für unser Baby gefährlich werden.“

Ich dachte nach. Was für eine absurde Situation. In den vergangenen über siebenhundert Tagen galt unsere Hauptsorge Philli. In wenigen Tagen endet die zweijährige Chemotherapie. Es folgen über den Sommer mehrere Untersuchungen, MRT, EKG, großes Blutbild, um zu prüfen, wie Phillis körperlicher Zustand nach der langen Behandlung ist. Auch die regelmäßigen Besuche in der Poliklinik bleiben uns erhalten. Zunächst weiterhin im vierzehntägigen Rhythmus, werden sie später auf alle vier Wochen ausgedehnt, um circa nach einem Jahr bei allen sechs Monaten anzukommen. Das Rückfallrisiko bei Leukämie ist leider hoch, zudem das Risiko einer erneuten Krebserkrankung bei Jungen höher als bei Mädchen.

Mein Anspruch, ein „Es-ist-vorbei“ zu spüren, etwas, das ich in den letzten Tagen oftmals in den Augen meines erwartungsvollen Gegenübers, sei es ein Verwandter, eine Erzieherin oder eine Freundin, habe aufblitzen sehen, existiert schon lange nicht mehr. Ich brauche das Gefühl nicht mehr, um erlöst zu werden. Auch werde ich das Erlebte, die unzähligen Krankenhausaufenthalte, das ganze Krebspaket, nicht aus unserem Leben wischen und damit unweigerlich einen Teil von Phillis Leben streichen.

Bonhoeffer schrieb aus der Gefängniszelle: „So sehr ich mich hier heraussehne, so glaube ich doch, dass kein Tag verloren ist.“ Wie weise.

Auch ich glaube daran, dass kein Tag der letzten zwei Jahre wertlos war. Sie alle sind ein Teil unserer Familiengeschichte. Die ist nun so ganz anders als ich sie geschrieben hätte und dennoch ist dieser Teil nicht mehr wegzudenken. Er hat mich als Mensch, Frau und Mutter geformt. Ich bleibe dabei, ich hätte niemals diesen steinigen Weg eingeschlagen, auf dem Philli so sehr leiden musste. Der Preis ist zu hoch. Doch wir haben diesen Weg beschritten und er hat mich als Schutzbefohlene unserer Kinder gezwungen, auf eine neue Ebene meines Lebens zu klettern, um zu hinterfragen, was für eine Erwartung ich an mein Dasein habe. Die Antwort: Leben. Mit Gott.

Esther Maria Magnis schreibt in ihrem Buch, nachdem ihr Vater an Krebs gestorben ist und kurz bevor ihr kleiner Bruder an Krebs sterben wird: „Der einzige Grund, sich davor zu fürchten, Gott das eigene Leben zu geben, ist, wenn man glaubt, man habe einen besseren Plan. Man habe die Wahrheit und wisse, warum man hier ist. Ich weiß es nicht. Mir bleibt nichts anderes übrig, als ihm zu folgen und hinterherzustolpern und mir im Zweifel meine Wirklichkeit aufs Neue zerhauen zu lassen.“

Ich habe definitiv keinen besseren Plan. Ich versuche (bis

auf die unumgängliche Alltagsplanung einer Familie) nicht zu planen und auch nicht zu viel Vorfreude zu versprühen, sondern meine Freude hier zu behalten, in dem Moment, in dem sie tatsächlich passiert. Auch alles andere wird in dem Moment geschehen, in dem es stattfindet. „Deshalb sorgt euch nicht um morgen, denn jeder Tag bringt seine eigenen Belastungen. Die Sorgen von heute sind für heute genug.“[29]

Ich antworte Christopher, dass ich nicht weiß, ob ich geimpft wurde. Gehe runter, schaue in mein Impfbuch. Impfung gegen Röteln: negativ. Mein Herz fängt an zu rasen. Ich schlage mein schlaues Buch zum Thema „Kinderkrankheiten“ auf. Da steht es: „Röteln in der Schwangerschaft ... hohes Risiko für das Neugeborene ... Fehlbildung ... Fehlgeburt.“ Da steht noch etwas: „Nach dem Abschuss des dritten Monats, Rückgang des Fehlgeburts- und Fehlbildungsrisikos, größtes Risiko ab vierten Monat: Schädigung des Gehörs. “

„Ich bin Mitte des vierten Monats, ‚taubes Kind‘ ..., das schaffen wir!“ Wieder mal so ein absurder Gedanke in meinem Kopf. Ich gehe zu Christopher, der inzwischen fiebernd im Bett liegt. Ich kläre ihn darüber auf, dass ich nicht geimpft wurde, das Risiko sich nach dem Beginn des vierten Monats allerdings auf eine mögliche Gehörlosigkeit des Babys beschränkt. Auch ihn erleichtert das irgendwie.

Christopher ist geimpft, allerdings ist der Impfstatus bei Menschen, die an Multiple Sklerose erkrankt sind, durch das verrücktspielende Immunsystem oft nicht mehr sicher. Na toll. Wir entscheiden, dass er morgen früh gleich zum Arzt geht und wir jetzt ja ohnehin nichts mehr machen können.

Ich liege noch lange wach. Um meinen Herzschlag zu regulieren, greife ich auf Methoden zurück, die mich schon in den schlimmen Nächten mit Philli, in denen die Angst um ihn allgegenwärtig war, beruhigt haben. Ich lege mich hin, atme mehrere Male tief durch, balle meine Hände 15 Sekunden zu Fäusten, lasse sie wieder los, merke die Entspannung meiner Muskeln und die pulsierende Wärme, die durch sie hindurchfließt. Ich zähle auf, wie viele „Wenns" es in meiner Angst gibt. „Wenn Christopher Röteln hat ...", eins, „Wenn ich auch erkranke ...", zwei, „Wenn das Baby eine Fehlbildung hat ...", drei. „Wenn Philli an Röteln erkrankt ...", vier.

Vier große „Wenns", die mir Angst machen, und nur rote Punkte auf der Brust von Christopher als Auslöser. Was für ein Ungleichgewicht.

Ich bete: „Gott, was auch kommen mag, da war schon so viel, ich habe lange und schwankend am Abgrund gestanden, du hast mich gehalten, du wirst mich weiter halten. Lass es sich morgen klären. Lass mich nun schlafen". Es dauert noch einen Moment, dann bin ich eingeschlafen.

Der nächste Tag bringt Klarheit. Meine Mutter antwortet mir um 6.14 Uhr, dass ich als Kind keine Röteln hatte, aber dass doch am Anfang der Schwangerschaft immer ein Antikörpertest bezüglich Röteln gemacht wird. Stimmt, ich schlage meine flache Hand an die Stirn. Das hatte ich in der nächtlichen Aufregung vergessen. Ich hole meinen Mutterpass, schlage ihn auf. „Antikörper Röteln: positiv". Ich muss laut lachen.

Bei Christophers Arztbesuch kurze Zeit später kommt heraus, dass es keine Röteln sind, sondern eine Reaktion auf einen verschleppten Infekt.

Am nächsten Tag in der Therapiesitzung lächelt meine Therapeutin über die Situation: „Frau Weck, ich denke, in ihrem Leben wird es auch ohne Krebs nicht vollkommen ruhig werden. Ihre Familie ist einfach so. So voller Leben und Emotionen!"

Ja, wir sind einfach so.

Freiheit

„Der gekreuzigte Gott – das ist zu absurd, als dass es sich ein Mensch ausgedacht haben könnte. Dieser Gott verkriecht sich nicht in seinem Himmel, sondern ist an den dunkelsten Stellen der Erde gegenwärtig. Mehr Trost geht nicht.“ (Frank Hoffmann)[30]

Der warme Wind fährt mir durch die Haare, meine Hände umschließen fest den Fahrradsattel. Bei jedem Huckel bohrt sich der Gepäckträger ein bisschen mehr in mein Sitzfleisch. Meine beste Freundin Jule sitzt auf dem Sattel und strampelt, als gäbe es kein Morgen mehr. Die Sonne steht tief, der Asphalt ist weich, mein Herz warm. Ich fühle mich frei.

Einen ganzen Sommer haben wir zu zweit auf dem Fahrrad verbracht. Jule, meine Spielpartnerin seit wir krabbeln können, war gerade mit ihrer Familie von unserem kleinen Bergdorf in die zehn Kilometer entfernte Kurstadt gezogen, und die galt es zu entdecken. Wie aufregend. Ich habe die Sommerferien bei ihr geschlafen, wir haben bis in die Nacht gequatscht und sind am Tag durch die Gegend gefahren. Elf Jahre alt und endlich nicht mehr ständig überwacht von den Eltern. Es gab kein Ziel, niemand, der uns erwartete.

Wir haben uns vorgestellt, wen wir treffen könnten, was noch so in unserem Leben passiert. Und wussten doch nichts. Wir waren uns selbst genug.

Mein Glaube hat sich seit der Krebserkrankung von Philli verändert. Er ist freier geworden. Ungezwungener, voller Leben, mit einem Gefühl ähnlich wie dem, das ich auf dem Gepäckträger meiner Freundin Jule hatte. All diese christlichen Regeln, die mich in meinem Leben gestreift und durchgeschüttelt haben, von Menschen gemacht, die mir ihre Grenzen als Gottes Grenzen verkaufen wollten, sie sind mir heute egal. Ich bin durch damit. Sehe Gott unverfälscht, höre ihn nicht mehr durch die Worte eines Dritten. Gott hat mich in den letzten Jahren in den Arm genommen, immer und immer wieder. Er hat mir gezeigt, dass er die pure Liebe ist, dass ich ihn nie in Gänze verstehen werde und es auch nicht muss. Denn seine Nachricht ist einfach: „Gott ist Liebe, und wer in der Liebe bleibt, bleibt in Gott und Gott bleibt mit ihm" (1. Johannes 4, 16)! Gott will, dass wir frei sind, frei von Sorgen, frei von Zwängen der Menschheit.

Meine Eltern wollten frei sein und sind ausgebrochen. Ausgebrochen aus der Enge des Dorfes in Niedersachsen. Sie waren Mitte zwanzig, als sie sich ein Wohnmobil kauften, ihre Wohnung untervermieteten, sich meinen Bruder (damals drei Jahre) und meine Schwester (ein Jahr) schnappten und loszogen. Mit einer Gruppe Freidenkern, die sich die „Kinder Gottes" nannten. Christen, die eine andere Vorstellung vom Glauben hatten als die kleinbürgerliche Landeskirche. Gemeinsam reisten sie durch Deutschland, die Schweiz und Italien. Finanziert wurde das Reisen durch Straßenmusik und Straßentheater. Abends saß man lange zusammen und diskutierte über die Gesellschaft und das Leben, während die Kinder mit nackten, braunen Füßen auf staubigen Straßen spielten, die weißblonden Haare vom warmen Wind zerzaust.

Meine Eltern hatten das Gefühl, angekommen und frei zu sein, hier zählten die wahren Werte einer Gemeinschaft: zusammen kochen, gemeinsam Musik machen, zusammen beten, füreinander da sein, alles teilen, Sorgen und Geld, die Möglichkeit, vereint aus dem kapitalistischen System auszusteigen. Ein paar

Monate lebten meine Eltern ihr Abenteuer; nie wissend, was der nächste Tag bringen würde, fühlten sie sich lebendig und hatten das Gefühl, die Welt zu verändern. Von Italien aus kündigten sie ihre Wohnung und planten, noch einmal kurz nach Hause zurückzukehren, ihren Hausstand aufzulösen, um mit den „Kindern Gottes" nach Argentinien auszuwandern.

Doch die Diskussionen wurden zunehmend angriffiger, die Stimmen innerhalb der Gemeinschaft schärfer. Gelebt werden sollte immer mehr nach den „Mo-Briefen", den Schriften des Gründers der „Kinder Gottes", dem Amerikaner „Mo" Mose David, und weniger nach dem, was in der Bibel steht. Meine Eltern beschlich das Gefühl, dass ihre Freiheit allmählich begrenzt wurde, dass sie in keiner weltoffenen, christlichen Gemeinschaft, sondern in einer Sekte gelandet waren. Angetrieben von dem Wunsch, mit anderen Christen einen lebendigen Glauben zu leben und dem oftmals so engstirnigen deutschen System zu entkommen, blieben meine Eltern – trotz mulmigen Gefühls.

Bis eines Abends der Leiter der Gruppe das Gespräch mit ihnen suchte. Er bemängelte, dass die Ehe meiner Eltern zu eng wäre und zu wenig Platz für andere böte. Die Gemeinschaft und der christliche Glaube würden darunter leiden. Der Auftrag der Gemeinschaft sei es zu missionieren, Menschen für Gott zu gewinnen. Das ginge allerdings nur, wenn ihre Ehe nicht so viel Raum einnehme, wenn sie sich vollkommen öffneten, geistig, aber vor allem körperlich. Mit einer körperlichen Vereinigung, also durch Sex, könnte man Menschen für Gott gewinnen und die Gemeinschaft würde wachsen. Umso mehr Menschen würden gerettet werden, wenn die Welt einst untergehen und nur die „Kinder Gottes" von Gottes Zorn verschont bleiben würden, so wie es „Mo" prophezeit hatte.

Noch in derselben Nacht verließen meine Eltern die Gemeinschaft. Sie ließen ihren geplatzten Traum zurück, mit dabei hatten sie ihre beiden Kinder, das Wohnmobil und eine Handvoll Kartoffeln. Außerdem die Möglichkeit, weiterhin frei entscheiden zu können, an wen und was sie glaubten. Keinen Pfennig Geld, denn das war in der Gemeinschaft geblieben. Doch es war egal, was sie nicht hatten, sie hatten ihre Ehe und eine Familie, dieses hohe Gut erschien ihnen wertvoller als Geld. Jeden Tag stellten sie sich in die Fußgängerzone des Ortes, in dem sie sich gerade befanden, mein Vater machte Musik, meine Mutter gewann die Aufmerksamkeit der Passanten mit ihrer fröhlichen, unterhaltsamen Art. So verdienten sie sich ihr Geld für Essen und Sprit und baten Gott, dass er sie nicht allein lassen und unbeschadet nach Hause bringen möge. Als das Wohnmobil kaputtging und mein Vater meine Mutter mit meinen beiden Geschwistern auf einem Parkplatz in Italien rausließ, um mit sehr hilfsbereiten aber völlig fremden Italienern zu einer Werkstatt zu fahren, war meine Mutter sich kurz nicht sicher, ob sie ihn wiedersehen würde. Auf dem staubigen Parkplatz mitten im Nichts bereitete sie für meine Geschwister aus den letzten Vorräten ein Mittagessen und verzichtete selbst, weil nicht genug da war.

Mein Vater kam mit dem reparierten Wohnmobil wieder und nur wenige Tage später erreichten sie mit Tränen der Erleichterung in den Augen ihr kleines Dorf, zwischen den grünen Hügeln. Als meine Eltern die Entwicklung der „Kinder Gottes“ weiterverfolgten, waren sie heilfroh, mit einem blauen Auge davongekommen zu sein.

Wir haben in unserer Geschichte mehr als ein blaues Auge abbekommen. Auch wenn alles ungewiss erscheint, fühle ich mich freier denn je. In meinem Leben, in meinem Glauben an Gott.

Ich habe es verinnerlicht, nichts hat Bestand. Die Erkenntnis hilft mir, mich nicht an etwas festzuklammern, was sowieso nur Momentgewissheit hat. Auch wenn die Chemotherapie von Philli vorbei ist, wird uns das Erlebte nie ganz loslassen. Todesangst zu haben legt sich auf das Herz und lässt sich nicht einfach löschen.

Doch hat das Einfluss auf meine tatsächliche Freiheit? Lässt mich ein möglicher Rezidiv oder die Spätfolgen der Chemotherapie vor Angst erstarren?

Beim Auftreten beunruhigender Symptome mit Sicherheit; es ist unser geliebter Sohn, um dessen Wohlbefinden ich kämpfe wie eine Wolfsmutter um ihr Junges. Doch mein Kampfmodus wird in dem Moment der Gefahr aktiviert, nicht jetzt. Ich habe meine schlimmsten Ängste überlebt. Es gibt kein Zurück ins alte Ich.

Ich ärgere mich viel weniger über Nichtigkeiten, atme tief durch, halte mich am Fahrradsattel fest, lasse den Wind durch meine Haare fahren und weiß um meine Begrenztheit. Diese Grenze ist es, die mich frei macht. Sie zeigt mir, was ich kann und was ich nicht kann. Sie befreit mich von dem Druck, es immer schön haben zu müssen. Der Regen darf über das Land ziehen. Ich bin glücklich! Heute! Jetzt! Was auch kommt und wer bleibt. Ich habe es nicht in der Hand. Gottvertrauen. Gott vertrauen!

Danksagung

Ich danke meinem Mann, für seine ruhige, kluge und kritische Art, das Leben zu betrachten. Zudem danke ich ihm dafür, dass er mich lässt, wie ich bin und immer hinter all dem steht, was ich mir ausdenke.

Ich danke meinen Schwestern, weil es sich mit niemandem schöner weinen und lachen lässt.

Ich danke meiner Lektorin Anja Lerz, die mich immer unterstützt und keine Sekunde daran gezweifelt hat, dass es gut ist, wenn ich unsere Geschichte aufschreibe.

Ich danke Ruth Atkinson, weil sie von Anfang an das Projekt unterstützt hat und niemals genervt war von meiner Eigensinnigkeit bezüglich des Buches. Auch danke ich dem Verlagsteam für die Entscheidung, meine Geschichte in Buchform zu bringen.

Ich danke Nicola, für all ihre kraftspendenden Suppen und unzähligen anderen Unterstützungen im Krebs-Alltag.

Ich danke Sonja Benter und Eve Rennbarth, weil sie ihr jeweiliges Fach verstehen und mich viele Male aufgefangen haben.

Ich danke Frau Niehoff, die uns als Vertreterin des Jugendamtes umgehend und unkompliziert jede Unterstützung ermöglicht hat, die wir brauchten.

Ich danke dem „Kreuzbergprojekt – Kirche im Kiez", für all die Gebete und tröstlichen Worte.

Und von ganzem Herzen danke ich dem Charité Campus Virchow-Klinikum Berlin. Den vielen Schwestern, Pflegern, Ärztinnen und Ärzten vor Ort, die um das Leben unseres Sohnes gekämpft haben und trotz des stressigen Arbeitsalltages immer wertschätzend und achtsam mit uns umgegangen sind.

Anmerkungen und verwendete Literatur

1 Dieser Liedtext findet sich auch in: Nelson, Sefora: Denn du bist bei mir - Psalm 23. © Gerth Medien GmbH, Aßlar 2016.
2 Gerhardt, Paul: Befiehl du deine Wege, 1653.
3 Psalm 7,18 (LUT).
4 Voskamp, Ann: Tausend Geschenke - Eine Einladung, die Fülle des Lebens mit offenen Armen zu empfangen. © Gerth Medien GmbH, Aßlar 2014.
5 Girke, Jenifer: Parallelwelten - Und welche Rolle spielst du in deinem Leben? © adeo Verlag in der Gerth Medien GmbH, Aßlar 2018.
6 Bonhoeffer, Dietrich: Widerstand und Ergebung - Briefe und Aufzeichnungen aus der Haft. 22. Auflage. © Gütersloher Verlagshaus, Gütersloh 2016.
7 Bonhoeffer, Dietrich: Widerstand und Ergebung - Briefe und Aufzeichnungen aus der Haft. 22. Auflage. © Gütersloher Verlagshaus, Gütersloh 2016.
8 Magnis, Esther Maria: Gott braucht dich nicht - Eine Bekehrung. © Rowohlt, Reinbek 2012.
9 Luther, Martin, zitiert nach Voskamp, Ann: Tausend Geschenke - Eine Einladung, die Fülle des Lebens mit offenen Armen zu empfangen. © Gerth Medien GmbH, Aßlar 2014.
10 Bonhoeffer, Dietrich: Widerstand und Ergebung - Briefe und Aufzeichnungen aus der Haft. 22. Auflage. © Gütersloher Verlagshaus, Gütersloh 2016.
11 1. Petrus 5,7 (LUT).
12 vgl. Löwen, Anna: Unendlich wertvoll - Sofapausen für junge Mamas. © Brunnen Verlag, Gießen 2017.
13 Johannes 3,16 (LUT).
14 Mokosch, Jeannette: Alles Blüht - Das winzige Poesiebuch. © Jeannette Mokosch, Rotenburg (Wümme), jeannettemokosch.com.
15 Mokosch, Jeannette: Alles Blüht - Das winzige Poesiebuch. © Jeannette Mokosch, Rotenburg (Wümme), jeannettemokosch.com.
16 Steffensky, Fulbert, zitiert nach: Der andere Advent 2018/2019. © Andere Zeiten e.V. – Initiative zum Kirchenjahr, Hamburg 2018.

17 Hiob 5, 18-19 (Neues Leben).
18 Steffensky, Fulbert, zitiert nach: Der andere Advent 2018/2019. © Andere Zeiten e.V. – Initiative zum Kirchenjahr, Hamburg 2018.
19 Koch, Samuel: StehaufMensch! - Was macht uns stark? Kein Resilienzratgeber. © adeo Verlag in der Gerth Medien GmbH, Aßlar 2019.
20 Bonhoeffer, Dietrich: Widerstand und Ergebung - Briefe und Aufzeichnungen aus der Haft. 22. Auflage. © Gütersloher Verlagshaus, Gütersloh 2016.
21 Voskamp, Ann: Tausend Geschenke - Eine Einladung, die Fülle des Lebens mit offenen Armen zu empfangen. © Gerth Medien GmbH, Aßlar 2014.
22 Diekmann, Stefanie: „Ein trotziges Feiern“ in: Family 1/2019. © SCM Bundes-Verlag gGmbH, Witten 2019.
23 Voskamp, Ann: Tausend Geschenke - Eine Einladung, die Fülle des Lebens mit offenen Armen zu empfangen. © Gerth Medien GmbH, Aßlar 2014.
24 Koch, Samuel: StehaufMensch! - Was macht uns stark? Kein Resilienzratgeber. © adeo Verlag in der Gerth Medien GmbH, Aßlar 2019.
25 Psalm 91 (Neues Leben).
26 von Abendroth, Tamara: „Weinen und lachen, was das Zeug hält“ in: Family 1/2019. © SCM Bundes-Verlag gGmbH, Witten 2019.
27 Minkmar, Nils, zitiert nach: Der andere Advent 2018/2019. © Andere Zeiten e.V. – Initiative zum Kirchenjahr, Hamburg 2018.
28 2. Timotheus 1,7 (Neues Leben).
29 Matthäus 6,34 (Neues Leben).
30 Hoffmann, Frank: wandeln - Ihr Fasten-Wegweiser 2019. © Andere Zeiten e.V. - Initiative zum Kirchenjahr, Hamburg 2019.